一九八二国家中医古籍整理出版规划

中医古籍整理丛书重刊

难经语译

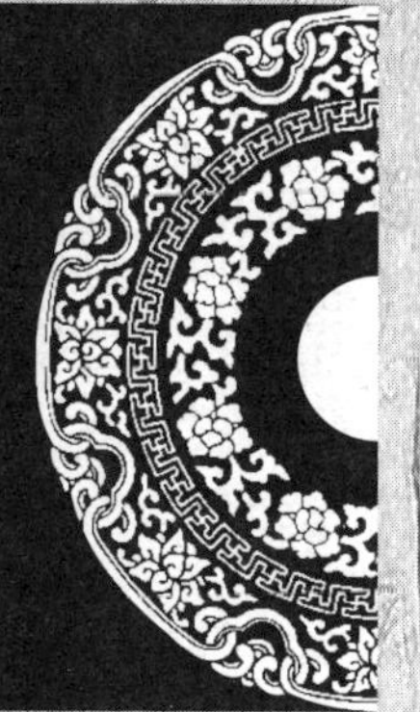

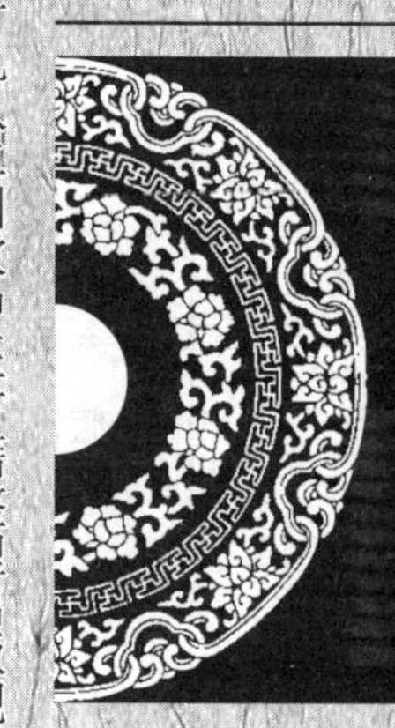

主编 凌耀星

协编 胡文骏 包来发

审定 裘沛然 张灿玾 郑孝昌 何爱华 王自强

人民卫生出版社

图书在版编目（CIP）数据

难经语译 / 凌耀星主编. —北京：人民卫生出版社，2013

（中医古籍整理丛书重刊）

ISBN 978-7-117-17155-7

Ⅰ. ①难… Ⅱ. ①凌… Ⅲ. ①《难经》－注释 Ⅳ. ①R221.9

中国版本图书馆 CIP 数据核字（2013）第 069102 号

人卫智网	www.ipmph.com	医学教育、学术、考试、健康，购书智慧智能综合服务平台
人卫官网	www.pmph.com	人卫官方资讯发布平台

难 经 语 译

主　　编：凌耀星
出版发行：人民卫生出版社（中继线 010-59780011）
地　　址：北京市朝阳区潘家园南里 19 号
邮　　编：100021
E - mail：pmph @ pmph.com
购书热线：010-59787592　010-59787584　010-65264830
印　　刷：北京铭成印刷有限公司
经　　销：新华书店
开　　本：850 × 1168　1/32　　印张：4.5
字　　数：83 千字
版　　次：2013 年 6 月第 1 版　2023 年 9 月第 1 版第 9 次印刷
标准书号：ISBN 978-7-117-17155-7
定　　价：16.00 元
打击盗版举报电话：010-59787491　E-mail：WQ @ pmph.com
（凡属印装质量问题请与本社市场营销中心联系退换）

重刊说明

《中医古籍整理丛书》是我社1982年为落实中共中央和国务院关于加强古籍整理的指示精神，在卫生部、国家中医药管理局领导下，组织全国知名中医专家和学者，历经近10年时间编撰完成。这是一次新中国成立60年以来规模最大、水平最高、质量最好的中医古籍整理，是中医理论研究和中医文献研究成果的全面总结。本丛书出版后，《神农本草经辑注》获得国家科技进步三等奖、国家中医药管理局科技进步一等奖，《黄帝内经素问校注》《黄帝内经素问语译》《伤寒论校注》《伤寒论语译》等分别获得国家中医药管理局科技进步一等奖、二等奖和三等奖。

本次所选整理书目，涵盖面广，多为历代医家所推崇，向被尊为必读经典著作。特别是在《中医古籍整理出版规划》中《黄帝内经素问校注》《伤寒论校注》等重点中医古籍整理出版，集中反映了当代中医文献理论研究成果，具有较高的学术价值，在中医学术发展的历史长河中，将占有重要的历史地位。

30年过去了，这些著作一直受到广大读者的欢迎，在中医界产生了很大的影响。他们的著作多成于他们的垂暮之年，是他们毕生孜孜以求、呕心沥血研究所得，不仅反映了他们较高的中医文献水平，也体现了他们毕生所学和临床经验之精华。诸位先贤治学严谨，厚积薄发，引用文献，丰富翔实，训诂解难，校勘严谨，探微索奥，注释精当，所述按语，彰显大家功底，是不可多得的传世之作。

中医古籍浩如烟海，内容广博，年代久远，版本在漫长的历史流传中，散佚、缺残、衍误等为古籍的研究整理带来很大困难。《中医古籍整理丛书》作为国家项目，得到了卫生部和国家中医药管理局的大力支持，不仅为组织工作的实施和科研经费的保障提供了有力支持，而且为珍本、善本版本的调阅、复制、使用等创造了便利条件。因此，本丛书的版本价值和文献价值随着时间的推移日益凸显。为保持原书原貌，我们只作了版式调整，原繁体字竖排（校注本），现改为繁体字横排，以适应读者阅读习惯。

由于原版书出版时间已久，图书市场上今已很难见到，部分著作甚至已成为中医读者的收藏珍品。为便于读者研习，我社决定精选部分具有较大影响力的名家名著，编为《中医古籍整理丛书重刊》出版，以飨读者。

人民卫生出版社

2013年3月

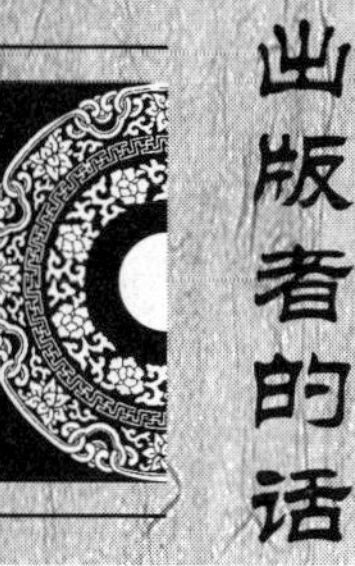

出版者的话

根据中共中央和国务院关于加强古籍整理的指示精神，以及卫生部一九八二年制定的《中医古籍整理出版规划》的要求，在卫生部和国家中医药管理局的领导下，我社在组织中医专家学者和研究人员，在最佳版本基础上整理古医籍的同时，委托十一位著名中医专家，历时七八年，对规划内的《黄帝内经素问》等十一部经典著作，分工进行整理研究，编著成校注本十种、语译本八种、辑校本一种，即《黄帝内经素问校注》、《黄帝内经素问语译》、《灵枢经校注》、《灵枢经语译》、《伤寒论校注》、《伤寒论语译》、《金匮要略校注》、《金匮要略语译》、《难经校注》、《难经语译》、《脉经校注》、《脉经语译》、《中藏经校注》、《中藏经语译》、《黄帝内经太素校注》、《黄帝内经太素语译》、《针灸甲乙经校注》、《诸病源候论校注》、《神农本草经辑注》等十九种著作。并列入了卫生部与国家中医药管理局文献研究方面的科研课题。

在整理研究过程中，从全国聘请了与各部著作有关的中医专家、学者参加论证和审定，以期在保持原书面貌的基础上，广泛吸收中医学理论研究和文史研究的新成果，使其成为研究中医古籍的重点专著，反映当代学术研究的水平。因此，本书的出版，具有较高的学术价值。

然而，历代中医古籍的内容是极其广博的，距今又年代久远，有些内容虽然经过研究，但目前尚无定论或作出解释，有待今后更深入地研究。

人民卫生出版社

1989年2月

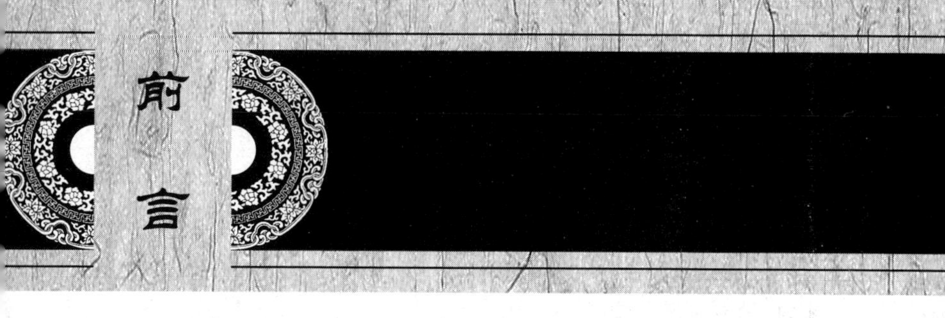

《难经》即《黄帝八十一难经》，亦称《八十一难》。书名最早见于张仲景《伤寒杂病论》自序。旧传为战国时秦越人所作。据初步考证，乃古代医家辑录秦越人的佚文而成，其成书年代，当不晚于汉代。

书名“难”字，有问难之意。本书采取问答式体裁，对有关医学理论、知识与技能等问题八十一首，进行探讨。历代对《难经》一书的评价，褒贬不一，毁誉参半，亦有因其托名“黄帝”而列为伪书。然书无真伪，古籍之价值，主要根据其学术成就，及其对后世的影响。从某些内容进行分析，《难经》与《内经》并非属于同一学派。它在解释《内经》等古医经中的某些医学问题时，每多独树一帜的创新之见，能发前人所未发，实是一本颇有价值的古医籍，故历代医家多以《内》《难》并称。

全书共一万一千五百余字，为八十一难。按其内容，大致可分为六个部分。

第一部分　一难至二十一难及六十一难，讨论切脉等各种诊法，属于诊断学的范围。

第二部分　二十二难至三十难，及四十六难、四十七难，主要讨论经脉方面的问题。

第三部分　三十一难至四十七难，及八难、六十六难，讨论脏腑的解剖生理及功能联系。

第四部分　四十八难至六十一难，及十六难，讨论有关疾病的问题，包括病因、病机、辨证和几种常见的病证。

第五部分　六十二难至六十八难，及四十五难，讨论经脉的某些重要俞穴及其性能与主治。

第六部分　六十九难至八十一难，及十二难，讨论针刺治疗原则及方法。

全书贯穿了一些重要的独特的学术观点，首创独取寸口及寸关尺、浮中沉三部九候的切脉方法，为我国脉学的发展，开拓了道路。直到今日，寸口切脉仍为临床诊断的重要手段，成为中医的特色之一。这是《难经》对中医学的杰出贡献。在藏象学说方面，《难经》突出肾的重要性，建立了“肾（命门）—元气—三焦”为轴心的整体生命观。开创了命门学说的先河，成为中医学理论体系的重要组成部分，不仅对临床有指导意义，也成为当前医学科学的重要研究课题。在经络学说方面，简明而系统地阐述了任脉、督脉等八条经脉的功能特点、循行路线、病变症候及其与十二正经的功能联系等，并总称之为“奇经八脉”。这一名称，在现存较早的古籍中，是《难经》最先提出的。《难经》关于奇经的论述以及八会穴等理论的提出，都充实了经络学说的内容。此外《难经》较重视五行生克的理论，和天人相应的观点，对后世都有较为深远的影响。

《难经》语译本，是国家中医药管理局中医古籍重点整理研究系列书之一，是《难经》校注本的姊妹篇。本书的编写，是以《难经》校注本为依据，并遵循《中医古籍校注通则》中有关语译的要求与规定。其编写的原则和具体方法如下：

一、忠实于原文内容与词义，力求做到“信、达、雅”。

二、按原文字、词、句之义，以现代语及语法，进行直译。除了少数以直译达不到译释要求，酌情辅以意译外，在译文中一般不掺入说明性文字。

三、凡难字、僻字、异读字，加注音及同音字。凡疑难及歧义的字、词，辅以注释，但不加训诂及考证。凡常见名词术语及随文直译词义已能明晓者，不另出注。

四、凡校注本中“当作”“疑作”“疑阙”“疑衍”“疑误”之处，皆在译文中附加括号，加以提示。或加注说明。

五、每一难原文之前，加一提要，扼要提示主要内容。

六、在每一难之末，视需要酌加按语，帮助读者理解原文、联系实际，启发思考，排疑解惑及联系本书其他有关原文，以利学习。

《难经语译》一书，属于国家中医药管理局重点课题——《难经》整理研究的内容之一。这一课题开展以来，国家中医药管理局暨卫生部中医古籍整理出版办公室、人民卫生出版社的领导同志和参加论证、负责审定的各位专家，给予大力支持和指导，在此一并谨申谢忱！

语译中医经典著作，是继承、研究与发扬中医学术的一项重要工作。本次语译，编写人虽作了较大努力，力求“信、达、雅”，但因古书简朴，玄义难尽，倘有谬误，尚希指正。

《难经》整理研究课题组

1989年3月17日

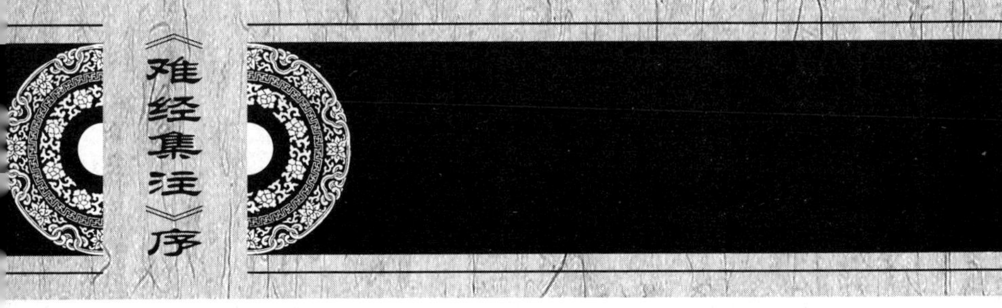

《难经集注》序

《黄帝八十一难经》者，斯乃勃海[1]秦越人[2]之所作也。越人受桑君[3]之秘术，遂洞明医道，至能彻视脏腑，刳肠剔心[4]。以其与轩辕[5]时扁鹊[6]相类，乃号之为扁鹊。又家于卢国[7]，因命之曰卢医。世或以卢扁为二人者，斯实谬矣。

按黄帝有《内经》二帙[8]，帙各九卷。而其义幽赜[9]，殆难究览。越人乃采摘英华，抄撮精要，二部经

---

[1] 勃海　亦称“渤海”，古代郡名，汉高帝五年（公元前 202 年）置。因地滨渤海，故名。

[2] 秦越人　战国时名医，亦名扁鹊。事迹见《史记·扁鹊仓公列传》。

[3] 桑君　即长桑君。曾授秘药禁方给秦越人。

[4] 刳（kū 枯）肠剔（tī 梯）心　刳，剖挖。剔，分解骨肉。此言外科剖腹手术。

[5] 轩辕　即黄帝。传说中中华民族的祖先。

[6] 扁鹊　此处为古代良医的称号。故轩辕时亦有称扁鹊者。

[7] 卢国　春秋时齐国所属。在今山东省长清县西南之地。

[8]《内经》二帙（zhì 至）《内经》，书名，是我国现存较早的一部重要医学文献，托名黄帝所作。内容包括《素问》《灵枢》两部古医籍。它是古代人民长期与疾病斗争的经验总结，有比较完整的理论体系，为中医学奠定了理论基础。“帙”，包书的套子。这里作为书籍的计量词，一帙为一部书。

[9] 赜（zé 责）　深奥。

内，凡八十一章，勒[1]成卷轴[2]，伸演其道，探微索隐，传示后昆[3]。名为《八十一难》，以其理趣深远，非卒[4]易了故也。既弘畅圣言，故首称黄帝。斯乃医经之心髓[5]，救疾之枢机。所谓脱牙角于象犀，收羽毛于翡翠[6]者矣。

逮于吴太医令吕广[7]为之注解，亦会合玄宗，足可垂训。而所释未半，余皆见缺。

余性好医方，问道无倦。斯经章句，特承师授。既而躭[8]研无斁[9]，十载于兹。虽未达其本源，盖亦举其纲目。此教所兴，多历年代。非唯文句舛[10]错，抑亦事绪参差。后人传览，良难领会。今辄条贯编次，使类例相从，凡为一十三篇，仍旧八十一首。吕氏未解，今并注释；吕氏注不尽，因亦伸之，并别为音义，以彰厥旨。昔皇甫玄晏[11]总三部[12]为《甲乙》之科[13]。近世华阳陶贞

[1] 勒　刻。在此引申为书写。

[2] 卷轴　即书籍。唐代以前书籍多裱成长卷，卷末有轴，可卷可舒，故称卷轴。

[3] 后昆　后代子孙。

[4] 卒　仓卒，匆忙。

[5] 心髓　心脏与脑髓。在此比喻其重要性。

[6] 翡翠　即鸟类翡翠科的一属。其羽毛十分美丽，可供镶嵌饰品之用。

[7] 吴太医令吕广　吴，三国时的孙吴。太医令，秦代所置官名。吕广，名医，最早注释《难经》，并撰《玉匮针经》。

[8] 躭（dān 丹）　诚笃、专心。

[9] 斁（yì 译）　厌弃。

[10] 舛（chuǎn　喘）　谬误。

[11] 皇甫玄晏　即皇甫谧（公元 215—282 年），字士安，自号玄晏先生。魏晋著名医学家。

[12] 三部　指《素问》、《针经》、《明堂孔穴针灸治要》三部古医经。

[13] 《甲乙》之科　《甲乙》即《黄帝三部针灸甲乙经》，简称《针灸甲乙经》或《甲乙经》。为我国现存最早针灸学专书。撰于公元 259 年左右。“科”，在此指著作。

白[1]广《肘后》[2]为百一之制。皆所以留情极虑，济育群生者矣。余今所演[3]，盖亦远慕高仁[4]，迩遵盛德[5]。但恨庸识有量，圣旨无涯。绠[6]促汲[7]深，玄致难尽。

前歙州[8]歙县尉[9]杨玄操序

【语译】《黄帝八十一难经》是渤海秦越人所撰。秦越人曾接受长桑君的秘术，于是能深明医道，甚至能透视体内脏腑，作开胸剖腹的外科手术。由于他的医术与轩辕时代的扁鹊相似，所以也称他为“扁鹊”。又因他家居卢国，因此又称他为卢医。世上有人以为卢扁是两个人，这实是误解。

按黄帝著有《内经》两部书，每部各有九卷。但它的义理深奥，恐难完全看懂。秦越人于是选摘其精华，抄录其要义，从这两部医经中，得八十一章，书成卷轴，阐发其医理，探索其深义，以传授和启示子孙后代。书

[1] 华阳陶贞白　即陶宏景（公元452—536年），字通明，自号华阳隐居，卒谥贞白先生。为南北朝时著名医学家。曾把《神农本草经》与《名医别录》中药物730种分类注释，合编成《本草经集注》。

[2]《肘后》　即《肘后备急方》，简称《肘后方》，晋，葛洪所撰，三卷。陶宏景在此基础上作了增补，名为《补缺肘后百一方》。内容记载内、外、妇、儿、眼各科方药，多为民间单方验方。其中记录多种传染病的症状和治疗，反映了公元三世纪左右我国医学的成就。

[3] 演　阐发经义。

[4] 高仁　即高人，指高明的医家。

[5] 盛德　有很高修养的人，与“高仁”意义相似。

[6] 绠（gěng 梗）　汲水桶上的绳索。

[7] 汲（jī 机）　取水于井，在此作水井解。

[8] 歙（shè 涉）州　隋代开皇九年设置的州名，至宋代宣和三年改名为徽州。在今安徽省东南部。

[9] 歙县尉　歙县，隋时属于歙州，在今新安江上游地区。“尉”，官名。县有县尉。

名定为《八十一难》，乃因其医理旨趣，至为深远，不是在短时间内所易了解的缘故。既然其所阐述均为古圣之言，所以书名前冠以"黄帝"之名。这部书是医学经典中的心髓，救治疾病的枢机。所谓从大象身上取其牙，从犀牛身上取其角，从翡翠鸟身上取其羽毛。

到三国时，吴国太医令吕广为《八十一难》作了注释。综述其玄妙的主旨，确实可以传教于后世。但是他所注不及半数，其余都缺如。

我素性爱好医学理法，不知疲倦地探求医道。这部书的篇章词句，曾专受师授。此后潜心研究，锲而不舍，达十年之久。虽还未能达其本源，却也挈其要领。此书流行，已经历不少年代，不仅文句有矛盾错误，而且内容也不尽一致。后人阅读，颇难领会。现在就原文条理，贯通内容，重行编次，按类归从，分为十三篇，仍保存原来的八十一首。凡吕广没有解释的部分，如今都加注释；吕氏注释不够详尽的，就作进一步申述，同时另加注音释义，以阐明其要旨。从前皇甫玄晏综合《素问》等三部古医经，编撰了《甲乙经》。近代华阳陶贞白增补《肘后方》撰成《补缺肘后百一方》。他们如此费尽心机，都是为了关心、救济和教育广大人民。我现在所阐释，也是学习古今高明有德之士。但遗憾的是我的才识平庸而有限，医经的精义则深广无穷。犹如汲水桶上的绳索太短，而水井很深，书中深意，难以尽述。

前歙州、歙县尉　杨玄操序

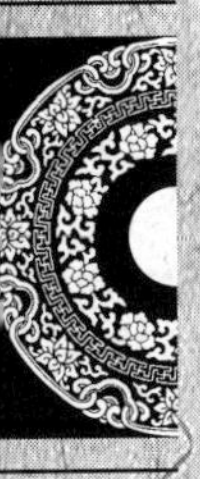

目录

一难……1
二难……3
三难……4
四难……5
五难……8
六难……8
七难……9
八难……11
九难……12
十难……12
十一难……13
十二难……14
十三难……16
十四难……18
十五难……22
十六难……27
十七难……30
十八难……32

十九难……………………………………………………… 35
二十难……………………………………………………… 37
二十一难…………………………………………………… 38
二十二难…………………………………………………… 39
二十三难…………………………………………………… 40
二十四难…………………………………………………… 43
二十五难…………………………………………………… 46
二十六难…………………………………………………… 47
二十七难…………………………………………………… 48
二十八难…………………………………………………… 49
二十九难…………………………………………………… 51
三十难……………………………………………………… 52
三十一难…………………………………………………… 53
三十二难…………………………………………………… 55
三十三难…………………………………………………… 55
三十四难…………………………………………………… 58
三十五难…………………………………………………… 59
三十六难…………………………………………………… 61
三十七难…………………………………………………… 62
三十八难…………………………………………………… 64
三十九难…………………………………………………… 64
四十难……………………………………………………… 65
四十一难…………………………………………………… 68
四十二难…………………………………………………… 68
四十三难…………………………………………………… 72

四十四难…………………………………………… 72
四十五难…………………………………………… 73
四十六难…………………………………………… 74
四十七难…………………………………………… 75
四十八难…………………………………………… 76
四十九难…………………………………………… 77
五十难……………………………………………… 82
五十一难…………………………………………… 83
五十二难…………………………………………… 84
五十三难…………………………………………… 85
五十四难…………………………………………… 86
五十五难…………………………………………… 87
五十六难…………………………………………… 88
五十七难…………………………………………… 92
五十八难…………………………………………… 93
五十九难…………………………………………… 95
六十难……………………………………………… 96
六十一难…………………………………………… 97
六十二难…………………………………………… 98
六十三难…………………………………………… 99
六十四难……………………………………………100
六十五难……………………………………………102
六十六难……………………………………………102
六十七难……………………………………………105
六十八难……………………………………………106

六十九难……………………………………………………107
七十难………………………………………………………108
七十一难……………………………………………………109
七十二难……………………………………………………110
七十三难……………………………………………………111
七十四难……………………………………………………112
七十五难……………………………………………………113
七十六难……………………………………………………115
七十七难……………………………………………………116
七十八难……………………………………………………117
七十九难……………………………………………………119
八十难………………………………………………………120
八十一难……………………………………………………121
后记…………………………………………………………123

一　难

【提要】 提出"独取寸口"的切脉方法。说明切按寸口脉能判断内脏疾病及预后吉凶，是因为寸口脉为脉之大要会，能反映全身经脉、脏腑气血的活动情况。

一难[1]曰：十二经皆有动脉，独取寸口[2]，以决五脏六腑死生吉凶之法，何谓也？

然[3]，寸口者，脉之大要会，手太阴之动脉也。人一呼脉行三寸，一吸脉行三寸，呼吸定息[4]，脉行六寸。人一日一夜凡一万三千五百息，脉行五十度[5]周于身，漏水下百刻[6]，荣卫行阳二十五度，行阴亦二十五度，为一周也，故五十度复会于手太阴。寸口者，五脏六腑之所终始[7]，故法取于寸口也。

【语译】 一问：十二经脉都有动脉，却单独选取寸口部位，作为诊断五脏六腑疾病和预后吉凶之法，这是什么道理呢？

是，寸口脉为经脉主要的大会，是手太阴经的动脉。人呼气一次脉气行三寸，吸气一次脉气行三寸，一次呼吸过程，脉气共行六

[1] 难（nàn） 意义与"问"同。肖吉《五行大义》及李善《文选·七发》等古籍引《八十一难》原文时，均称《八十一问》。

[2] 寸口 为切脉部位，在腕关节桡动脉搏动处。此寸口是概括寸、关、尺三部而言。

[3] 然 应答的声音，如"是""哦"嗯""唉"等。

[4] 息 人一呼一吸称为一息。

[5] 度 次，回。

[6] 漏水下百刻 "漏水"是古代的一种计时方法。亦称"铜壶滴漏"、"铜壶刻漏"。"漏"即漏壶，是计时的器具。在壶中盛水，壶下有小孔，水均匀地由小孔滴入受水器中，器中置一直立浮标，上有刻度，水逐渐升高，浮标亦随之上升，从刻度便可知道时间。一百刻为一昼夜。

[7] 终始 流注循环的意思。

寸。人在一昼夜中，大概呼吸一万三千五百次，脉气运行周流于全身五十回，漏水计时一百刻。营卫白昼运行二十五回，黑夜也运行二十五回，合为一周。运行五十回之后，又重新会合于手太阴。寸口是与五脏六腑营卫气血相互流注循环的，所以脉法选取了寸口部位。

【按语】 1. 独取寸口的切脉法不仅指下的感觉清晰易辨，而且简单易行，较诸古代三部九候全身动脉的切按诊法，有很大的优越性。因此它很快地取代了全身诊脉法，为我国脉学的发展，奠定了良好的基础。

2. 一日一夜一万三千五百息之数，亦见于《灵枢·五十营》。乃根据"呼吸定息，脉行六寸"与经脉总长度一十六丈二尺（参阅二十三难），以及一日一夜五十营等数字推算而得。具体演算如下：

$$162 \times 10 \times 50 \div 6 = 13\,500$$

此数字与一日一夜正常人生理的息数不相符合。考古代医生在针刺时，往往以呼吸次数计算留针时间。如《灵枢·经水》："足阳明刺深六分，留十呼；足太阳深五分，留七呼；足少阳深四分，留五呼；……"当时医生计息，往往作较深的呼吸，呼吸的速度当较平时缓慢，如以现代每分钟九至十次计算，则一日一夜当为一万三千六百息左右，与此数基本符合。

3. 关于十二经皆有动脉，后世各家注释中所载具体部位，略有出入。兹选择几种列表于下，以供参考。

注家 十二经	吕广	杨玄操	滑寿
足太阳	委中	委中	委中
足少阳	耳前	下关　悬钟	下关　听会
足阳明	趺上	冲阳人迎大迎	冲阳人迎大迎气冲
手太阳	目外眦	瞳子髎	天　窗
手少阳	客主人	客主人，听会	禾髎
手阳明	口边，阳溪	地　仓	合谷　阳溪
足厥阴	人迎	回　骨	太冲　五里　阴廉

续表

十二经＼注家	吕广	杨玄操	滑寿
足少阴	内踝下	内踝上五寸间	太溪　阴谷
足太阴	髀上	箕　门	箕门　冲门
手少阴	腋下	极泉灵道少海	极　泉
手心主	劳宫	劳　宫	劳　宫
手太阴	太渊	太渊尺泽侠白天府	中府云门天府侠白

二　难

【提要】 本难对寸口脉分成寸、关、尺三部的切脉部位、范围及其阴阳属性，作了明确规定。

二难曰：脉有尺寸[1]，何谓也？

然，尺寸者，脉之大要会也。从关至尺[2]是尺内，阴之所治[3]也。从关至鱼际[4]是寸内，阳之所治也。故分寸为尺，分尺为寸[5]。故阴得尺内一寸，阳得寸内九分[6]，尺寸终始，一寸九分，故曰尺寸也。

---

[1] 尺寸　寸口脉的切脉部位分为寸、关、尺三部。关部在掌后桡侧高骨旁动脉处，关以前（远心端）为寸部，关以后（近心端）为尺部。“尺寸”在此指三部而言。

[2] 尺　人体部位名称。在前臂屈侧面自腕横纹至肘横纹的一段皮肤，亦称“尺肤”。此处“尺”指肘横纹尺泽穴处。

[3] 治　“主”的意思。

[4] 鱼际　“鱼”指大指本节后手掌隆起之肌肉。“鱼际”即鱼的边缘，当赤白肉连接处。

[5] 分寸为尺，分尺为寸　前臂屈侧面从腕关节横纹至肘关节横纹，以同身寸计算为一尺一寸。从关至鱼际分去一寸，则余下的一尺称为“尺内”，故曰“分寸为尺”。从关至肘横纹分去一尺，则余下的一寸称为“寸内”，故曰“分尺为寸”。

[6] 阴得尺内一寸，阳得寸内九分　这是指切脉的实际长度范围。切脉时，阴之所治的尺部脉，只取关以下“尺内”的一寸；阳之所治的寸部脉，只取关以上“寸内”的九分。两者相加，寸、关、尺三部的总长度共一寸九分。

【语译】 二问：切脉有尺部、寸部等，这是什么意思呢？

是，寸口脉乃是经脉之气重要的大会。从关部到肘横纹是"尺内"的范围，为阴所主。从关部到鱼际是"寸内"的范围，为阳所主。所以从关向上分去一寸，余下的便是"尺"，从关向下分去一尺，余下的便是"寸"。但寸只取尺内的一寸，尺只取寸内的九分，尺部至寸部起止，共一寸九分，所以称为尺寸。

【按语】 寸、关、尺三部诊脉法是在独取寸口基础上的进一步发展，成为中医诊脉的基本准则，历代至今，一直为临床所用。这是《难经》对我国脉学的重要贡献。

三 难

【提要】 在寸、关、尺定位的基础上，提出脉的搏动范围超过本位为太过，反之为不及，以及覆溢、关格等脉。

三难曰：脉有太过，有不及，有阴阳相乘[1]，有覆有溢[2]，有关有格[3]，何谓也？

然，关之前者，阳之动，脉当见九分而浮。过者，法曰太过；减者，法曰不及。遂[4]上鱼为溢，为外关内格，此阴乘之脉[5]也。关以后者，阴之动也，脉当见一寸而沉。过者，法曰太过；减者，法曰不及。遂入尺为覆，为内关外格，此阳乘之脉[5]也。故曰覆溢，是其真脏之

[1] 阴阳相乘 "乘"，加的意思。"阴阳"指脉的部位。关前寸部为阳，关后尺部为阴。参阅注[5]。

[2] 有覆有溢 指脉动超过正常范围的两种脉象。

[3] 有关有格 人体阴阳之气偏盛之极，阻隔不通。"关"为关闭。"格"为格拒。

[4] 遂 延伸。

[5] 阴乘之脉，阳乘之脉 言阴部之脉加于阳部。则阳脉独盛。阳部之脉加于阴部，则阴脉独盛。是阴阳之气偏盛而阻绝，故为内外格拒之证。

脉[1]，人不病而死也。

【语译】 三问：脉象有太过与不及，有阴阳相乘，有覆有溢，有关有格，是什么意思呢？

是，关的前面，是阳部的脉动，脉的长度应是九分，且带浮象。超过此标准的称为太过；不到此标准的称为不及。如果再向上延伸到鱼部，称为“溢”，是外关内格，乃阴加于阳位之脉象。关的后面，是阴部的脉动，脉的长度应是一寸，且带沉象。超过此标准的称为太过；不到此标准的称为不及。如果再向下延伸进入尺内，称为“覆”，是内关外格，乃阳加于阴之脉象。所以称覆溢，都是真脏之脉，即使没有病状，也可能死亡。

【按语】 真脏脉为病人垂危时所见的凶险脉象。在《素问·平人气象论》、《素问·玉机真脏论》等文中有较为详细的描述。但所述乃是“不得胃气”“真脏之气独见”。其涵义与本难所述“内关外格”“外关内格”“阴阳相乘”之真脏脉不同。惟见真脏脉出现，预示死期将至，则是一致的。

四　难

【提要】 讨论脉的阴阳之法和五脏脉象，指出多种脉象可能同时出现。

四难曰：脉有阴阳之法，何谓也？

然，呼出心与肺，吸入肾与肝，呼吸之间，脾受谷气也，其脉在中。

浮者阳也，沉者阴也，故曰阴阳也。心肺俱浮，何以别之？

[1] 真脏之脉　乃临床垂危之脉象，是脉无胃气，五脏真象败露的表现。此处指阴乘之脉与阳乘之脉。

然，浮而大散者，心也；浮而短涩者，肺也。

肾肝俱沉，何以别之？

然，牢[1]而长者，肝也；按之[2]濡，举指[3]来实者，肾也。脾者中州[4]，故其脉在中。是阴阳之法也。

脉有一阴一阳，一阴二阳，一阴三阳；有一阳一阴，一阳二阴，一阳三阴。如此之言，寸口有六脉俱动耶？

然，此言者，非有六脉俱动也，谓浮、沉、长、短、滑、涩也。浮者阳也，滑者阳也，长者阳也；沉者阴也，短者阴也，涩者阴也。所谓一阴一阳者，谓脉来沉而滑也；一阴二阳者，谓脉来沉滑而长也；一阴三阳者，谓脉来浮滑而长，时一沉也。所言一阳一阴者，谓脉来浮而涩也；一阳二阴者，谓脉来长而沉涩也；一阳三阴者，谓脉来沉涩而短，时一浮也。各以其经所在[5]名病逆顺也。

【语译】 四问：诊脉有阴阳之法，是什么意思呢？

是，呼气时与心肺相应，吸气时与肾肝相应，呼气与吸气之间是脾受纳食物之气，它的脉在中间。

浮脉属于阳，沉脉属于阴，所以称为阴阳。心与肺都是浮脉，怎样区别呢？

是，脉浮而大且见散象的是心脉；脉浮而短并兼涩象的是肺脉。

肾与肝都是沉脉，怎样区别呢？

是，脉象牢而长的是肝脉；重按濡软，提指轻按脉象转实的

---

[1] 牢　坚实。

[2] 按之　此处有重按之意，与下文“举指”相对。

[3] 举指　切按时先重按，然后逐渐减轻指下按压之力，称为“举指”。

[4] 中州　脾在五方属中央，即中州，此处指中焦。

[5] 各以其经所在　指各经脉在寸口脉的相应部位。参阅第十八难。

是肾脉。脾是中焦之脏，所以脾脉就介乎浮沉之间。以上就是区别阴阳的脉法。

脉象有一阴一阳，一阴二阳，一阴三阳；有一阳一阴，一阳二阴，一阳三阴。这样说来，难道寸口有六种脉一起搏动吗？

是，这里所谈的，并不是六种脉一起搏动，而是说浮、沉、长、短、滑、涩六种脉象。浮是阳脉，滑是阳脉，长是阳脉；沉是阴脉，短是阴脉，涩是阴脉。所谓一阴一阳，如脉来沉而滑；一阴二阳，如脉来沉而滑、长；一阴三阳，如脉来浮滑而长，有时出现一瞬的沉脉。所谓一阳一阴，如脉来浮而涩；一阳二阴，如脉来长而沉涩；一阳三阴，如脉来沉涩而短，有时出现一瞬的浮脉。应当根据各经脉在寸口脉相应部位的脉象，以判断病变的逆顺。

【按语】 1. 关于脉的阴阳属性，本经提出多种类别。如三难的"关前为阳，关后为阴"是以部位划分的；本难的"浮者为阳，沉者为阴"是以切脉时指下用力的轻重划分的；所举"浮沉、长短、滑涩"是以脉象划分的。不论哪一种，阴与阳都是相对而言的。

2. 关于五脏脉，本经中有多处论及，其内容略有出入，兹列表如下，供参考：

五脏 难别	肝　脉	心　脉	脾　脉	肺　脉	肾　脉
四难	沉而牢长	浮而大散	其脉在中	浮而短涩	按之濡，举指实
五难	与筋平	与血脉相得	与肌肉相得	与皮毛相得	按之至骨，举指实
十难	急	大	缓	涩	沉
十三难	弦而急	浮大而散	中缓而大	浮涩而短	沉濡而滑
十五难	弦	钩		毛	石
	濡弱而长	来疾去迟		轻虚以浮	沉濡而滑
十七难	强急而长			浮短而涩	
四十九难（五邪）	浮大而弦	浮大而散	浮大而缓	浮大而涩	沉濡而大

五　难

【提要】 讨论浮沉的诊脉方法。用菽的数量作为指按轻重的计量单位，以确定五脏脉位的深浅层次。

五难曰：脉有轻重，何谓也？

然。初持脉如三菽[1]之重，与皮毛相得者，肺部也。如六菽之重，与血脉相得者，心部也。如九菽之重，与肌肉相得者，脾部也。如十二菽之重，与筋平者，肝部也。按之至骨，举指来实者，肾部也[2]。故曰轻重也。

【语译】 五问：切脉时用力有轻重，是怎样的呢？

是，开始按脉用力如三颗大豆的重量，与皮毛的深浅相当，乃是肺部的脉气。用力如六颗大豆的重量，与血脉的深浅相当，乃是心部的脉气。用力如九颗大豆的重量，与肌肉的深浅相当，乃是脾部的脉气。用力如十二颗大豆的重量，与筋的深浅相平，乃是肝部的脉气。重按至骨，提起手指感到脉实有力，乃是肾部的脉气。所以说切脉有轻重。

六　难

【提要】 以切脉轻重及脉象的大小虚实，来判别阴阳虚实的诊脉方法。

六难曰：脉有阴盛阳虚，阳盛阴虚，何谓也？

[1] 菽　即豆。古代常以黍、豆等粮食的数量来计算重量。如《说苑·辨物》："十六黍为一豆，六豆为一铢"按二十四铢为一两。

[2] 肾部也　此后疑脱"各随所主之方以候脏气"十字。

然，浮之[1]损小[2]，沉之[1]实大，故曰阴盛阳虚。沉之损小，浮之实大，故曰阳盛阴虚。是阴阳虚实之意也。

【语译】 六问：脉有阴盛阳虚，有阳盛阴虚，是什么意思呢？

是，轻按脉象细弱。重按脉象实大，称之为阴盛阳虚。重按脉象细弱，轻按脉象实大，称之为阳盛阴虚。这就是阴阳虚实的意思。

七　难

【提要】 一年中的不同季节，三阴三阳之气各有最旺盛的时候，称为王时。人体与自然相应，在各王时出现相应的旺盛之脉，称为王脉。

七难曰：经言少阳[3]之至[4]，乍[5]小乍大，乍短乍长；阳明[3]之至，浮大而短； 太阳[3]之至，洪大而长；太阴[3]之至，紧大而长；少阴[3]之至，紧细而微，厥阴[3]之至，沉短而敦[6]。此六者，是平脉邪[7]？将[8]病脉邪？

然，皆王脉[9]也。

---

[1] 浮之　沉之　“浮”“沉”均为动词。“浮之”是轻按，“沉之”是重按。

[2] 损小　“损”有衰减的意思。“损小”言脉象细弱，与“实大””相对。

[3] 少阳　阳明　太阳　太阴　少阴　厥阴　此六者亦称三阳三阴，乃根据一年之中阴阳之气多少的消长，分为六个时段而命名的。

[4] 至　极的意思。此处作旺盛解。

[5] 乍　忽。引申为有时候。具有变动的意思。

[6] 敦　大。

[7] 邪　同“耶”，疑问词。

[8] 将　或、抑、还是。

[9] 王脉　王时　王（wàng 旺）通“旺”，在一年六个时段中，少阳、阳明、太阳、太阴、少阴、厥阴，各有旺盛之时，称为“王时”。与王时相应，所显现的脉象，称为“王脉”。

其气以何月各王几日？

然，冬至[1]之后，得甲子[2]少阳王，复得甲子阳明王，复得甲子太阳王，复得甲子太阴王，复得甲子少阴王，复得甲子厥阴王。王各六十日，六六三百六十日，以成一岁。此三阳三阴之王时(前页[9])日大要也。

【语译】 七问：医经上说少阳气旺盛的时候，脉象有时大，有时小，有时短，有时长；阳明气旺盛的时候，脉象浮大而短；太阳气旺盛的时候，脉象洪大而长；太阴气旺盛的时候，脉象紧大而长；少阴气旺盛的时候，脉象紧细而微；厥阴气旺盛的时候，脉象沉短而大。这六种脉象，是正常脉呢？还是病态脉呢？

是，这些都是王脉。

哪些气是在哪一月，各王几天？

是，自冬至日以后，逢到第一个甲子日起，是少阳王，再逢到第二个甲子日起，是阳明王，再逢到甲子是太阳王，再逢到甲子是太阴王，再逢到甲子是少阴王，再逢到甲子是厥阴王。每一气当王各为六十天，六个六十是三百六十天，就成为一年。这就是三阴三阳当旺时日的大概情况。

【按语】 王时、王脉的理论，提示了一年之中随着季节的更迭，人的脉象也呈现规律性的变化。这是中医学人与自然相应的统一整体观在脉诊方面的具体体现。它与五难春脉弦、夏脉钩、秋脉毛、冬脉石的精神是一致的。这种随季节而出现的

---

[1] 冬至　一年中二十四个节气之一，时间在阳历十二月二十二日左右。是我国所处北半球冬季的开始。冬至日太阳直射南回归线，我国地域白昼最短，此后白昼渐长，黑夜渐短，(夏至日白昼最长)。即阴渐消，阳渐长。故有“冬至一阳生”之说。

[2] 甲子　是古人纪年、月、日、时的符号，在此用作纪日。“甲”是十天干之首，“子”是十二地支之首，以十天干依次与十二地支相配，从甲子日起到癸亥日止，共为六十日，然后再从甲子起始，一年三百六十日，共六个甲子周期。

脉象变化，虽然极为微细，但时至今日，已完全可以通过脉象仪等科学仪器显示出来。由此可见古代医家观察之精细。

八　难

【提要】 说明寸口脉平而死，主要由于生气独绝于内。指出生气之原在肾间动气，它在人的生命中，具有特殊重要的作用。

八难曰：寸口脉平[1]而死者，何谓也？

然，诸十二经脉者，皆系于生气[2]之原。所谓生气之原者，谓十二经之根本也，谓肾间动气[3]也。此五脏六腑之本，十二经脉之根，呼吸之门，三焦之原，一名守邪之神[4]。故气者，人之根本也。根绝则茎叶枯矣。寸口脉平而死者，生气独绝于内也。

【语译】 八问：有的人寸口脉正常，却死亡了，这该如何解释呢？

是，所有十二经脉都系属于生气之原。所谓生气之原，乃是十二经脉的根本，就是指肾间动气。它是五脏六腑的本源，十二经脉的根本，呼吸的门户，三焦的根源，又可称之为守邪之神。所以生气乃是生命之本。好像树木的根如果折断了，那末茎叶也就枯萎了。所以寸口脉正常而死亡的，乃是生气竭绝于内的缘故。

【按语】 1. 肾间动气、生气之原、三焦之原的理论，与命门

[1] 平　无病曰平。

[2] 生气　即“元气”、“原气”，为一身生化动力之源。它由先天精血所化，而赖后天营养以滋生。

[3] 肾间动气　腹部脐下当两肾之间，按之有脉气搏动。或指练气功时脐下有动气上升之感觉。

[4] 守邪之神　防卫抵御外邪的能源和主宰。

有密切的关系。可参阅三十六难、六十六难。

2. 关于三焦问题，参阅六十六难按语。

九　难

【提要】 以迟脉、数脉为例，说明脉有阴阳，可据以辨别脏腑寒热的疾病。

九难曰：何以别知脏腑之病耶？

然，数[1]者腑也，迟者脏也。数则为热，迟则为寒。诸阳为热，诸阴为寒，故以别知脏腑之病也。

【语译】 九问：怎样辨别和了解脏与腑的疾病呢？

是，数脉主腑病，迟脉主脏病。数脉主热证，迟脉主寒证。大多见阳脉的是热证，见阴脉的是寒证。因此可以据此以辨别脏腑的疾病。

【按语】 本难所述腑病为热，脏病为寒，乃指大概而言。如《伤寒论》中，凡三阳受病，大多在腑，一般以表证、热证、实证等阳证为多。三阴受病，大多在脏，一般以里证、寒证、虚证等阴证为多。但临床上脏病亦常有阳热之证，腑病亦有阴寒之疾，不能截然以脏腑分寒热。临诊当详察病情，知常达变，不可执滞。

十　难

【提要】 举心脉为例，讨论一脉为十变及脏腑间病邪相干的问题。

[1] 数（shuò 朔） 速、快，与迟相对。

十难曰：一脉为十变者，何谓？

然。五邪刚柔相逢[1]之意也。假令心脉急[2]甚者，肝邪干[3]心也；心脉微急者，胆邪干小肠也。心脉大甚者，心邪自干心也；心脉微大者，小肠邪自干小肠也。心脉缓[2]甚者，脾邪干心也；心脉微缓者，胃邪干小肠也。心脉涩甚者，肺邪干心也；心脉微涩者，大肠邪干小肠也。心脉沉甚者，肾邪干心也；心脉微沉者，膀胱邪干小肠也。五脏各有刚柔邪，故令一脉辄变为十也。

【语译】 十问：一脏的脉有十种变化，怎样解释呢？

是，这是脏腑五邪刚柔相干的意思。例如心脉急甚的，是肝邪干犯心；心脉微急的，是胆邪干犯小肠。心脉大甚的，是心邪自我干犯；心脉微大的是小肠邪自我干犯。心脉缓甚的，是脾邪干犯心；心脉微缓的，是胃邪干犯小肠。心脉涩甚的，是肺邪干犯心；心脉微涩的，是大肠邪干犯小肠。心脉沉甚的，是肾邪干犯心；心脉微沉的，是膀胱邪干犯小肠。五脏、五腑各有阴阳刚柔之邪相互干犯，所以一脏之脉，通常可变为十种脉象。

【按语】 关于五脏脉象，参阅四难附表。

十　一　难

【提要】 说明脉搏出现歇止，主要与脏气衰竭有关，其中

[1] 五邪刚柔相逢　“五邪”指五脏、五腑之邪。乃脏腑失调后所产生的病气。“刚柔”即阴阳，脏属阴为柔，腑属阳为刚。“相逢”即下文相干的意思。

[2] 急　缓　“急”，弦紧的脉象，“缓”，濡软的脉象。急与缓相对，都是据脉的紧张度而言的。

[3] 干　干犯、侵扰的意思。本位见他脏的脉为“干”，本位见本脏之脉为“自干”。

首先是肾气竭尽。

十一难曰：经言脉不满五十动而一止，一脏无气者，何脏也？

然，人吸者随阴入，呼者因阳出[1]。今吸不能至肾，至肝而还，故知一脏无气者，肾气先尽也。

【语译】 十一问：医经上说脉搏跳动不满五十次而歇止一次，是一脏没有气，是哪一脏呢？

是，人在吸气的时候，气随之而到阴部，呼气的时候，气从阳部而排出。现在吸气不能达到肾，只到肝便折回了，所以知道所谓一脏无气，乃是肾气首先竭尽。

【按语】《灵枢·根结》云："五十动不一代者，五脏皆受气；四十动一代者，一脏无气；三十动一代者，二脏无气……"。所论代脉与五脏无气的关系，并没有指明哪一脏无气。本难突出肾气先尽，并着重指出在五十动而一止的同时，兼有吸气浅短的症候，这是值得注意的。《素问·水热穴论》云："其本在肾，其末在肺"。本经八难指出"肾间动气"为"呼吸之门"。可见呼吸虽为肺所主，而气之本则在肾。脉因气动，今吸气不及肾，不满五十动而一止，故知为肾气先尽。

但临床所见代脉的出现，病机有轻重不同，亦可见于某些健康之人。因此不能仅凭几动一代，即断定为何脏气竭，当结合病情，进行具体分析。

十 二 难

【提要】 在五难"脉有轻重"和五脏深浅分部的基础上，

[1] 吸者随阴入，呼者因阳出　此与四难"呼出心与肺，吸入肾与肝"意义类同。肝肾在下，属阴，故吸者随阴入；心肺在上，属阳，故呼者因阳出。

讨论五脏之气乏绝的切脉诊断。并进一步指出误用补泻的危害性。

十二难曰：经言五脏脉已绝于内[1]，用针者反实[2]其外；五脏脉已绝于外[1]，用针者反实其内。内外之绝，何以别之？

然，五脏脉已绝于内者，肾肝气已绝[3]于内也，而医反补其心肺。五脏脉已绝于外者，其心肺气已绝[3]于外也，而医反补其肾肝。阳绝[4]补阴，阴绝[4]补阳，是谓实实虚虚[5]，损不足益有余，如此死者，医杀之耳。

【语译】 十二问：医经上说五脏的脉已绝于内，而医者针刺时反而补其外；五脏的脉已绝于外，而医者针刺时反而补其内。像这种内外脉绝的情况，该怎样区别呢？

是，所谓五脏脉已绝于内，乃是肾、肝之气已衰竭于内，而医生反而补其心、肺。五脏脉已绝于外，乃是心、肺之气已衰竭于外，而医生反而补其肾、肝。这是阳竭反补其阴，阴竭反补其阳。这就叫做补实泻虚，损减不足而补益有余。像这样而导致死亡的，是医生杀害了他。

【按语】 关于“内”“外”之义，主要根据四难、五难“心肺俱浮，肾肝俱沉”立说的。本难将针刺误治高度概括为

[1] 五脏脉已绝于内　五脏脉已绝于外　“绝”，乏的意思。在此引申为脉微弱之极，指下难以感到，似乎脉乏绝不至。“内”“外”，指寸口脉的深浅部位。深部无脉为绝于内，浅部无脉为绝于外。

[2] 实　动词，指用补法。

[3] 绝　此处作衰竭解。

[4] 阳绝　阴绝　与上文“绝于外”“绝于内”同义。

[5] 实实虚虚　前一“实”字与“虚”字均为动词，即补与泻。“实实虚虚”即下文损不足，益有余之意。

“实实虚虚，损不足益有余”这一原则，对药物治疗亦有指导意义。

十　三　难

【提要】 讨论面部望色诊、切脉与尺部皮肤等的诊察，应当参伍相应的问题。并举肝病的色、脉为例，作了具体说明。

十三难曰：经言见其色而不得其脉，反得相胜之脉[1]者，即死；得相生之脉[1]者，病即自已[2]。色之与脉，当参相应，为之奈何？

然，五脏有五色，皆见于面，亦当与寸口、尺内[3]相应。假令色青，其脉当弦而急[4]；色赤，其脉浮大而散；色黄，其脉中缓而大；色白，其脉浮涩而短；色黑，其脉沉濡而滑。此所谓色之与脉，当参相应也。

脉数，尺之皮肤亦数[5]；脉急，尺之皮肤亦急；脉缓，尺之皮肤亦缓；脉涩，尺之皮肤亦涩；脉滑，尺之皮肤亦滑。

---

[1] 相胜之脉　相生之脉　指五脏所属面色与脉象的五行生克关系。如肝色青，得心脉为木生火，是相生之脉；得肺脉为金克木，是相胜之脉，余类推。

[2] 已（yǐ 以）　停止、病愈。

[3] 尺内　即尺肤。前臂内侧从腕关节横纹至肘关节横纹之间的一段皮肤。

[4] 其脉当弦而急　弦而急为肝脉，与青色相应。下文：与赤色相应的是浮大而散的心脉，与黄色相应的是中缓而大的脾脉，与白色相应的是浮涩而短的肺脉，与黑色相应的是沉濡而滑的肾脉。参阅四难按语附表。

[5] 数（shuò 朔）　速，快。在此引申为热。丁德用注云：“数即心也。所以臂内皮肤热也。”

五脏各有声、色、臭、味[1]，当与寸口、尺内相应。其不相应者，病也。假令色青，其脉浮涩而短[2]，若大而缓[3]，为相胜；浮大而散[4]，若小而滑[5]，为相生也。

经言知一为下工，知二为中工，知三为上工。上工者十全九，中工者十全八，下工者十全六，此之谓也。

【语译】 十三问：医经上说看到病人的面色，而得不到与它相应的脉象，反而得到相克脉象的，就会死亡。得到相生脉象的，疾病就能自愈。面色与脉象应当参合相应，究竟应该怎样呢？

是，五脏分主五色，都表现在面部，也应当与寸口脉象和尺内皮肤的情况相应。假如面现青色，应见弦而急的脉象；面现红色，应见浮而散的脉象；面现黄色，应见中缓而大的脉象；面现白色，应见浮涩而短的脉象；面现黑色，应见沉濡而滑的脉象。这就是所谓面色与脉象应当参合相应的关系。

脉象速的，尺部皮肤应感到热；脉象急的，尺部皮肤也应紧急；脉象缓的，尺部皮肤也应弛缓；脉象涩的，尺部皮肤也应涩滞；脉象滑的，尺部皮肤也应滑利。

五脏各有所属的声、色、臭、味，也应当与寸口脉象和尺部皮肤情况相应。如果不相应的，就是病了。假如面部色青，脉见浮涩而短，或大而缓，都是相胜的。如果脉见浮大而散，或见小而滑，都是相生的。

医经上说在（色、脉、尺肤）三种诊法中，只能掌握一种的

---

［1］五脏各有声、色、臭、味　五声、五色、五臭、五味各分属于五脏。参阅三十四难及按语附表。

［2］浮涩而短　为肺脉。肺属金，肝属木，金克木，色青而见肺脉为相胜之脉。

［3］若大而缓　“若”，解为“或”。“大而缓”为脾脉。脾属土，色青而见脾脉亦为相胜之脉。

［4］浮大而散　为心脉。心属火，木生火，色青而见心脉为相生之脉。

［5］小而滑　为肾脉。肾属水，水生木，色青而见肾脉亦为相生之脉。

是下工，能掌握二种的是中工，能掌握三种的是上工。上工医病可治愈十分之九，中工医病可治愈十分之八，下工医病可治愈十分之六，就是这个道理。

【按语】 本难指出诊察疾病应全面观察，各种诊法相互参照，进行分析，这是诊断的重要原则。但文中所举具体例子，应领会其精神，不可机械地搬用。

十 四 难

【提要】 主要讨论二个问题：①以呼吸次数计算脉搏的快慢。根据脉动之快慢，及病人的症候表现，以判断病情，和进行调治。②提出脉有根本，人有元气，突出尺部脉的重要性。

十四难曰： 脉有损至[1]，何谓也？

然，至之脉，一呼再至曰平，三至曰离经[2]，四至曰夺精[3]，五至曰困[4]，六至曰命绝[5]，此至之脉。何谓损？一呼一至曰离经，二呼一至[6]曰夺精，三呼一至[7]曰困，四呼一至[8]曰命绝，此谓损之脉也。至脉从下上[9]，损脉从上下[9]也。

[1] 损至 “损”，减、少。“至”，增、多。“损脉”指脉搏较正常慢，即“迟脉”。“至脉”指脉搏较正常快，即“数脉”。

[2] 离经 离其常度，“经”，正常的意思。

[3] 夺精 精气虚少。“夺”，失去。《素问·通评虚实论》：“精气夺则虚”。

[4] 困 病危。

[5] 命绝 寿命终止。

[6] 二呼一至 即一呼一吸脉动一次。

[7] 三呼一至 即二呼一吸或二吸一呼脉动一次。

[8] 四呼一至 即两呼两吸脉动一次。

[9] 从下上 从上下 根据下文，上下的次序是：皮毛，血脉，肌肉，筋，骨。病情发展从皮毛开始至筋、骨的，为“从上下”，从骨开始至血脉、皮毛的，为“从下上”。

损脉之为病奈何？

然，一损损于皮毛，皮聚[1]而毛落；二损损于血脉，血脉虚少，不能荣于五脏六腑也；三损损于肌肉，肌肉消瘦，饮食不为肌肤；四损损于筋，筋缓不能自收持[2]；五损损于骨，骨痿不能起于床。反此者，至脉之病也。从上下者，骨痿不能起于床者死；从下上者，皮聚而毛落者死。

治损之法奈何？

然，损其肺者，益其气；损其心者，调其营卫；损其脾者，调其饮食，适其寒温；损其肝者，缓其中；损其肾者，益其精。此治损之法也。

【语译】 十四问：脉有损脉与至脉，是什么意思呢？

是，至脉是：人一次呼气脉跳动两次称为平脉，跳动三次称为离经，跳动四次称为夺精，跳动五次称为困，跳动六次称为命绝，这些都是至脉。损脉是怎样的呢？一次呼气脉跳动一次称为离经，两次呼气脉跳动一次称为夺精，三次呼气脉跳动一次称为困，四次呼气脉跳动一次称为命绝，这些都是损脉。至脉的病是从下向上发展的，损脉的病是从上向下发展的。

损脉的病是怎样的呢？

是，一损是损及皮毛，则皮肤皱缩、毛发脱落；二损是损及血脉，则血脉虚少，不能营养五脏六腑；三损是损及肌肉，则肌肉消瘦，饮食物不能充养肌肉；四损是损及筋，则筋弛缓，肢体不能自由活动；五损是损及骨，则骨痿无力，卧床不起。与损脉之病相反的，便是至脉之病。凡是从上向下传变的，当发展到

[1] 皮聚　皮肤皱缩。亦见于老年人，由于皮肤干枯，缺乏弹性，皮表枯樵而多皱纹。

[2] 收持　用手取物。在此指四肢的功能活动。“收”，取。“持”，执。

骨痿无力、卧床不起的程度时，便死亡了；病从下向上传变的，当发展到皮肤皱缩，毛发脱落的程度时，就死亡了。

治损的方法怎样呢？

是，损及肺的，补益其气；损及心的，调和营卫；损及脾的，调和饮食营养，调摄起居寒温；损及肝的，缓和其中；损及肾的，补益精气。这些都是治疗虚损的方法。

【按语】 1. 本难在讨论损、至之脉及其病状时，举皮毛、血脉、肌肉、筋、骨。而在讨论治损之法时，则言肺、心、脾、肝、肾五脏。因肺主皮毛，心主血脉，脾主肌肉，肝主筋，肾主骨。症状虽表现在肢体，而病本则在五脏。

2. 原文有治损之法，而没有治至之法。从内容分析，损脉之病与至脉之病虽发展的方向不同，且脉有迟数之分，而都有离经、夺精、困、命绝等，病变亦都表现为五脏所主的皮毛、血脉、肌肉、筋、骨，因此，谈治损之法，也就提示了治至之法。

脉有一呼再至，一吸再至；有一呼三至，一吸三至；有一呼四至，一吸四至；有一呼五至，一吸五至；有一呼六至，一吸六至；有一呼一至，一吸一至；有再呼一至，再吸一至[1]；有呼吸再，至[2]。脉来如此，何以别知其病也？

然，脉来一呼再至，一吸再至，不大不小曰平。一呼三至，一吸三至，为适得病，前大后小[3]，即头痛、目眩；前小后大[3]，即胸满短气。一呼四至，一吸四至，病欲甚，脉洪大者，苦烦满[4]；沉细者，腹中痛；滑者伤热；

[1] 再呼一至，再吸一至　均相当于一呼一吸脉动一次，即一息一至。

[2] 呼吸再，至　两次呼吸脉动一次，即二息一至。

[3] 前大后小　前小后大　“前”“后”指寸口脉关部之前与后，“前大后小”即寸脉大、尺脉小。“前小后大”即寸脉小、尺脉大。

[4] 烦满（mèn 闷）　即烦闷。“满”通“懑”，闷。

涩者中雾露。一呼五至，一吸五至，其人当困，沉细夜加[1]，浮大昼加，不大不小，虽困可治，其有大小者，为难治。一呼六至，一吸六至，为死脉也，沉细夜死，浮大昼死。一呼一至，一吸一至，名曰损，人虽能行，犹当着床[2]。所以然者，血气皆不足故也。再呼一至，呼吸再，至，名曰无魂[3]，无魂者当死也，人虽能行[4]，名曰行尸[5]。

【语译】 脉有呼气一次搏动两次，吸气一次搏动两次；有呼气一次搏动三次，吸气一次搏动三次；有呼气一次搏动四次，吸气一次搏动四次；有呼气一次搏动五次，吸气一次搏动五次；有呼气一次搏动六次，吸气一次搏动六次。也有呼气一次搏动一次，吸气一次搏动一次；有呼吸一次搏动一次，有呼吸两次搏动一次。脉搏像这些情况，怎样辨别和了解其病情呢？

是，一呼脉搏两次，一吸也两次，不大不小的，是正常的脉象。一呼脉搏三次，一吸也三次，是刚开始得病，如果寸脉大，尺脉小，会头痛、目眩；若寸脉小，尺脉大，会胸满、短气。一呼脉搏四次，一吸也四次，是病势将要加重，如果脉象洪大的，会苦于烦闷；脉沉细的，会腹部疼痛；脉滑的是伤于热邪；脉涩的是受了雾露之邪。一呼脉搏五次，一吸也五次，是病情将危重了，脉沉细的，夜间加剧；脉浮大的，白天加剧；脉象没有出现大小不均的，病情虽危重，还可以治疗，倘有大小不一的情况，那就难治了。一呼脉搏六次，一吸也六次，乃是死脉，沉细的夜

[1] 加　病情加重。

[2] 着床　卧床不起。

[3] 无魂　严重的失神状态。

[4] 行　活动、动弹。

[5] 行尸　言病人虽然还活着，但已完全丧失意志，昏迷，没有知觉，如同死人。犹如现代所称的“临床死亡”状态。

间死亡；浮大的白天死亡。一呼脉搏一次，一吸也一次，称为损脉，病人虽然还能行动，但必将卧床不起，所以会如此，是因为气血都不足的缘故。一呼一吸脉搏一次，呼吸两次脉搏一次，称为"无魂"，"无魂"当已属死亡，虽然还算活着，只能称为"行尸"。

上部有脉，下部无脉，其人当吐，不吐者死。上部无脉，下部有脉，虽困无能为害也。所以然者，譬如人之有尺，树之有根，枝叶虽枯槁，根本将自生，脉有根本，人有元气[1]，故知不死。

【语译】 寸部有脉搏，尺部无脉搏，病人应当呕吐，不呕吐的会死亡。寸部无脉搏，尺部有脉搏，病情虽危重，尚不致于死亡。其所以如此，是因为人的尺脉，好比树的根本，树上的枝叶虽然枯萎了，只要根本完好，还能自然生长，脉有根本，说明人还有元气，所以知道不会死。

十 五 难

【提要】 在天人相应观点的指导下，讨论脉象与四时变化相应的问题。在正常情况下，四时脉象是春弦、夏钩、秋毛、冬石，都以胃气为本。在变常情况下，便表现为太过与不及的脉象，由于胃气的多少、有无而出现各种不同的病脉与死脉。

十五难曰：经言春脉弦，夏脉钩，秋脉毛，冬脉石，是王脉[2]耶？ 将病脉也？

然，弦、钩、毛、石者，四时之脉也。

[1] 元气　亦称原气。参阅八难注[2]。

[2] 王（wàng 旺）脉　见七难注[9]。

春脉弦者，肝东方木也，万物始生，未有枝叶。故其脉之来，濡弱而长，故曰弦。

夏脉钩者，心南方火也，万物之所盛，垂枝布叶，皆下曲如钩。故其脉之来疾去迟[1]，故曰钩。

秋脉毛者，肺西方金也，万物之所终，草木华叶，皆秋而落，其枝独在，若毫毛也。故其脉之来，轻虚以浮，故曰毛。

冬脉石者，肾北方水也，万物之所藏也，盛冬之时，水凝如石。故其脉之来，沉濡而滑，故曰石。

此四时之脉也。

【语译】 十五问：医经上说春脉弦，夏脉钩，秋脉毛，冬脉石，这些都是王脉呢？还是有病之脉象？

是，弦、钩、毛、石，都是四季的脉象。

春天见弦脉，因为肝属东方木，草木等万物开始萌生，树木还没有长出枝叶，因此其脉气来时，软弱而长，所以称为“弦”。

夏天见钩脉，因为心属南方火，万物生长茂盛，树枝长满树叶而下垂，都向下弯曲似钩状，因此其脉气来时，有来得快、去得慢的感觉，所以称为“钩”。

秋天见毛脉，因为肺属西方金，万物成长已至终极，草木的花与叶，至秋而落，只留枝条，好像毫毛，因此其脉气来时，轻虚而浮，所以称为“毛”。

冬天见石脉，因为肾属北方水，万物潜藏，在隆冬的时候，水结成冰其坚如石，因此其脉气来时，沉软而滑，所以称为“石”。

以上就是四时的脉象。

[1] 来疾去迟　在每次脉搏过程中，自起搏至高峰为“来”，自高峰至终了为“去”。“来疾”言自起搏至高峰的时间短，速度快，波形较陡。“去迟”言自高峰至终了的时间长，速度慢，波形平坦。

如有变奈何？

然，春脉弦，反者为病。

何谓反？

然，其气来实强，是谓太过，病在外；气来虚微，是谓不及，病在内。气来厌厌聂聂[1]，如循榆叶曰平；益实而滑，如循长竿曰病；急而劲益强，如新张弓弦曰死，春脉微弦曰平，弦多胃气[2]少曰病，但弦无胃气曰死，春以胃气为本。

夏脉钩，反者为病，何谓反？

然，其气来实强，是谓太过，病在外；气来虚微，是谓不及，病在内。其气来累累如环[3]，如循琅玕[4]曰平；来而益数，如鸡举足者曰病；前曲后居，如操带钩[5]曰死。夏脉微钩曰平，钩多胃气少曰病，但钩无胃气曰死，夏以胃气为本。

秋脉毛，反者为病，何谓反？

然，其气来实强，是谓太过，病在外；气来虚微，是谓不及，病在内。其脉来蔼蔼如车盖，按之益大[6]曰

---

[1] 厌厌聂聂　形容脉来轻柔和缓之象。“厌厌”，软弱貌。“聂聂”，柔和貌。

[2] 胃气　指全身之元气，它来源于胃之水谷精微，故称“胃气”。胃气反映在脉象上，表现为从容、流利、柔和、有神、有根之象。不论何种脉象，凡兼有上述胃气之象者，为脉有胃气。

[3] 累累如环　形容脉象连续不断，如玉环滚动。

[4] 如循琅（láng 郎）玕（gān 干）　形容脉象滑利。“琅玕”，美石如玉。

[5] 前曲后居，如操带钩　形容脉象来时弯曲去时强劲如锯。“前后”指脉的来去，参阅前段注[2]。“居”，强劲而微曲如锯状。“操”，执持。

[6] 蔼蔼（ǎi 矮）如车盖，按之益大　形容浮大而轻盈之脉象，但重按时感到脉动大而有力。“蔼蔼”，盛貌。“车盖”，古代车上之蓬，呈伞状。

平；不上不下，如循鸡羽[1]曰病；按之消索，如风吹毛[2]曰死。秋脉微毛为平，毛多胃气少曰病，但毛无胃气曰死。秋以胃气为本。

冬脉石，反者为病，何谓反？

然，其气来实强，是谓太过，病在外；气来虚微，是谓不及，病在内。脉来上大下兑[3]，濡滑如雀之喙[4]曰平；啄啄连属，其中微曲[5]曰病；来如解索，去如弹石[6]曰死。冬脉微石曰平，石多胃气少曰病，但石无胃气曰死，冬以胃气为本。

胃者，水谷之海也，主禀[7]，四时故皆以胃气为本。是谓四时之变，病、死、生之要会也。

脾者中州也。其平和不可得见，衰乃见耳。来如雀之啄[8]，如水之下漏[9]，是脾之衰见也。

【语译】 如果发生病变，将有什么情况呢？

是，春天的脉应见弦象，如果出现反常的脉象，就是病态。

---

[1] 不上不下，如循鸡羽　形容脉象浮取不显，沉取不明，如抚摸鸡毛，有中央坚、两旁虚的感觉。

[2] 按之消索，如风吹毛　形容脉象有浮散飘忽之感，轻扬如风之吹毛，乃无神无根之脉象。“消索”，消散。

[3] 上大下兑（ruì 锐）　即脉形轻按宽大，重按细小。“上、下”指脉的浅部与深部。“兑”通“锐”，尖细。

[4] 雀之喙（huì 会）　形容脉象如雀嘴的光滑而有力。“喙”，嘴。

[5] 啄啄连属，其中微曲　形容脉来如鸟类之啄食，连续不断。“微曲”谓微有钩象。

[6] 来如解索，去如弹石　形容脉象来时如解开绳索，松散无力，去时如弹石辟辟，急促坚搏。

[7] 禀　所赐、所受。言全身所受之水谷营养，都是胃所供应。

[8] 如雀之啄　如麻雀之啄食，此处形容脉象坚促而不均匀，即后世所称“雀啄脉”。

[9] 如水之下漏　形容脉象如屋之漏水，断续不均。即后世所称“屋漏脉”。

什么是反常的脉象呢？

是，（春天）脉气来时实而强，称为太过，是病在表；脉气来时虚而微，称为不及，是病在里。如果脉来有轻柔和缓之感觉，好像抚摩榆树的叶子，称为平脉；若脉来充盈坚实而带滑利，好像抚摩在长竿上，称为病脉；若脉来紧急而刚劲，好像刚拉开的弓弦，称为死脉。春天脉以微见弦象为平脉，弦象多而胃气之象少的是病脉，如果只有弦象而没有胃气之象的，称为死脉。春天的脉是以胃气为本的。

夏天的脉应见钩象，如果出现反常的脉象，就是病态。什么是反常的脉象呢？

是，（夏天）脉气来时实而强，称为太过，是病在表；脉气来时虚而微，称为不及，是病在里。如果脉来时连续不断，像玉环滚动，又好像抚摩在玉石上，称为平脉；若脉来后较快地收住，好像鸡足向上提缩，称为病脉；脉来时如曲，去时似锯，像操持连带的钩子，称为死脉。夏天的脉以微见钩象为平脉，钩象多而胃气之象少的是病脉，如果只有钩象而没有胃气之象的，称为死脉。夏天的脉象是以胃气为根本的。

秋天的脉应见毛象，如果出现反常的脉象，就是病态。什么是反常的脉象呢？

是，（秋天）脉气来时实而强，称为太过，是病在表；脉气来时虚而微，称为不及，是病在里。如果脉来时浮大轻盈，好像车上的伞蓬摆动，重按之则较有力，称为平脉；若脉来浮取、沉取都不明显，好像抚摩在鸡的羽毛上，称为病脉；若按之有飘忽浮散之感，好像风吹羽毛，称为死脉。秋天的脉以微见毛象为平脉，毛象多而胃气之象少的是病脉，如果只有毛象而没有胃气之象的，称为死脉。秋天的脉象是以胃气为本的。

冬天的脉应见石象，如果出现反常的脉象，就是病态。什么是反常的脉象呢？

是，（冬天）脉气来时实而强，称为太过，是病在表；脉气来时虚而微，称为不及，是病在里。如果脉气来时轻按宽大，重按尖细，好像麻雀的嘴那样柔润光滑，称为平脉；若脉动短促，连续不断，其中略带钩象的，称为病脉；脉来时松散，犹如解开绳索，去时急促坚搏，好像弹石，称为死脉。冬天的脉以微见石象为平脉，石象多而胃气之象少的是病脉，如果只有石象而没有胃气之象的，称为死脉。冬天的脉象是以胃气为本的。

胃是水谷之海，主供应营养，所以四时脉象都以胃气为本，这就是说胃气多少有无的变化是病、死、生的要会。

脾属于中焦，在正常平和时，脾脉常不能见到，只有到脾气衰竭的时候，才会显现出来。如脉来如麻雀啄食，或像屋顶漏水，都是脾气衰竭的表现。

【按语】 人以胃气为本，是中医学重要观点之一。人的胃气多少有无也反映在脉象上。本难叙述四季五脏的平脉、病脉、死脉，用人们生活中常见的事物形象作为比喻，进行描述、对比，使学者对这些指下难明的脉象，易于领会。

十 六 难

【提要】 讨论五脏疾病的诊断问题。指出除脉诊以外，必须通过望诊、问诊及腹部的切按等，全面掌握病人内部与外部的证候，才能比较确切地作出诊断。

十六难曰：脉有三部九候[1]，有阴阳，有轻重，有六十首[2]，一脉变为四时。离圣[3]久远，各自是其法，何以别之？

---

［1］三部九候 “三部”，寸、关、尺。“九候”，三部各有浮、中、沉三候，共九候。参阅十八难。

［2］六十首 古代脉法之一，已失传。

［3］圣 在此指古代高明的医学家。

然，是其病有内外证。

其病为之奈何？

然，假令得肝脉，其外证：善漯[1]，面青，善怒；其内证：齐[2]左有动气[3]，按之牢若痛[4]；其病：四肢满[5]，闭癃[6]，溲便[7]难，转筋[8]。有是者肝也，无是者非也。

假令得心脉，其外证：面赤、口干、喜笑；其内证：齐上有动气，按之牢若痛；其病：烦心，心痛，掌中热而啘[9]，有是者心也，无是者非也。

假令得脾脉，其外证：面黄，善噫[10]，善思，善味[11]；其内证：当齐有动气，按之牢若痛；其病：腹胀满，食不消，体重，节痛，怠惰，嗜卧，四肢不收。有是者脾也，无是者非也。

假令得肺脉，其外证：面白，善嚏，悲愁不乐，欲哭；其内证：齐右有动气，按之牢若痛；其病：喘咳，洒淅[12]寒热。有是者肺也，无是者非也。

---

[1] 善漯　言容易发生筋脉瞤动或肢体搐搦等症状。“漯”即“絜”，通“挈”，“挈”为“瘈”的省字。“瘈”通“瘛”、“瘈”，释为抽搐、瞤动等症状。

[2] 齐　即今之“脐”字。

[3] 动气　搏动或流动之气。

[4] 牢若痛　“牢”，坚硬。“若”，而。

[5] 满，肿胀。

[6] 闭癃　小便不通为“闭”，小便不利为“癃”。

[7] 溲便　此处指大便。

[8] 转筋　筋挛急而肢扭转。

[9] 啘（yuē 约）　音义同“哕”，干呕、呃逆。

[10] 噫　嗳气，多见于饱食后。

[11] 善味　喜食有味的食物。脾有病，食而无味之故。

[12] 洒（xiǎn 险）淅（xī 息）　恶寒貌。

假令得肾脉，其外证：面黑，善恐，善欠[1]；其内证：齐下有动气，按之牢若痛；其病：逆气，少腹急痛，泄如下重[2]，足胫寒而逆。有是者肾也，无是者非也。

【语译】 十六问：脉诊有三部九候，有阴阳之别，有指按轻重，有六十首，（此处疑脱“有”字）脉随四时的不同变化等。现在距离古圣已经久远了，医生们对自己的诊法都自以为是。究竟应该怎样辨别呢？

是，只要观察疾病的内证与外证，即可辨别。

这些病证的表现是怎样的呢？

是，假使诊得肝脉，病人的外证是：经常发生抽搐，面色青，易怒；他的内证是：在脐的左侧有动气，按之坚硬而有压痛；其他症状有：四肢肿胀，小便不通或不利，大便困难，筋挛急肢扭转等。有这些内外证的才是肝病，没有的就不是。

假使诊得心脉，病人的外证是：面色红，口干，好发笑；他的内证是：在脐的上面有动气，按之坚硬而有压痛；其他症状有：心烦，心痛，手掌心发热而干呕等。有这些内外证的才是心病，没有的就不是。

假使诊得脾脉，病人的外证是：面色黄，常嗳气，多思虑，喜欢吃有味的食物；他的内证是：在脐部有动气，按之坚硬而有压痛；其他症状有：腹部胀满，食物不消化，身体困重，关节疼痛，倦怠，嗜睡，四肢痿废不收等。有这些内外证的才是脾病，没有的就不是。

假使诊得肺脉。病人的外证是：面色白，容易打喷嚏，悲观愁苦不愉快，欲哭泣；他的内证是：在脐的右侧有动气，按之坚硬而有压痛；其他症状有：气喘，咳嗽，恶寒，发热等。有这些内外证的才是肺病，没有的就不是。

---

[1] 欠　疲倦时张口吸气曰“欠”，俗称“打呵欠”。

[2] 泄如下重　泄泻而里急后重，参阅五十七难注[4]。“如”作“而”解。

假使诊得肾脉，病人的外证是：面色黑，常有恐惧感，常打呵欠；他的内证是：在脐的下面有动气，按之坚硬而有压痛；泄泻而里急后重，小腿冷厥等。有这些内外证的才是肾病，没有的就不是。

【按语】 1. 内外证的论述为五脏辨证作出范例，有临床意义。

2. 关于脉证合参问题，参阅十七难按语。

3. 关于五脏之脉可参阅四难按语。

十七难

【提要】 本难讨论疾病过程中证候与脉象相应的问题。举五种病证与脉象为例，说明证与脉相应与否，对预后判断的意义，突出了脉诊的重要性。

十七难曰：经言病或有死，或有不治自愈，或连年月不已。其死生存亡，可切脉而知之耶？

然，可尽知也。诊病若闭目不欲见人者，脉当得肝脉强急[1]而长，而反得肺脉浮短而涩者，死也[2]。

病若开目而渴，心下牢者，脉当得紧实而数，反得沉濡而微者，死也[3]。

病若吐血，复鼽衄血[4]者，脉当沉细，而反浮大而

[1] 强急　弦紧之脉。

[2] 反得肺脉浮短而涩者，死也　肝病应见肝脉，今见肺脉，肺属金，肝属木，金克木，为相胜之脉，故死。关于五脏脉象参阅十三难。

[3] 反得沉濡而微者，死也　心病应得心脉，今反见沉濡而微的肾脉，肾属水，心属火，水克火，为相胜之脉，故死。

[4] 鼽（qiú 求）衄血　鼻出血。

牢者，死也[1]。

病若谵言[2]妄语，身当有热，脉当洪大，而反手足厥逆，脉细而微者，死也[3]。

病若大腹而泄者，脉当微细而涩，反紧大而滑者，死也[4]。

【语译】 十七问：医经上说人患了病有的死亡，有的不经过治疗而自愈，有的连年累月缠绵不愈。这种生死存亡的不同转归，可以切脉而测知吗？

是，可以完全知道的。如果诊察到病人闭着眼睛，不愿意见人的，脉象应当是强急而长的肝脉，却反而见浮短而涩的肺脉，是死证。

病人如果睁着眼睛而且口渴，心窝下面坚硬的，脉象应当见紧实而数，却反而得沉濡而微的脉象，是死证。

病人如果吐血，又鼻出血，脉象应当沉细，若反而见浮大，重按坚实的，是死证。

病人如果胡言乱语，身上应当发热，脉象应见洪大，却反见四肢厥冷，脉象沉细而微的，是死证。

病人如果腹部胀大而泄泻，脉象应见微细而涩，却反见紧大而滑的脉象，是死证。

【按语】 本难与十六难都是讨论脉证合参的诊断法。一般情况下，脉象与证候应当相应。如果不相应时，就要作进一步分析，第十六难突出证候的重要，本难突出脉象的重要，两者相

[1] 而反浮大而牢者，死也　吐血复衄血，病人大量失血，气血大虚，脉当见沉细，今反见浮大而牢之脉，乃虚证见实脉，脉不应证，故死。

[2] 谵（zhān 占）言　多言，胡言。

[3] 而反手足厥逆，脉细而微者，死也　谵言妄语乃邪热所致，应见发热症状和洪大之脉，今反见手足厥逆，脉细而微，此乃热深厥深，阳证见阴脉，故死。

[4] 反紧大而滑者，死也　大腹而泄乃脾弱气虚，应见微细而涩之脉，今反见紧大而滑，乃阴证见阳脉，为脉不应证，故死。

互补充。提示临诊中，如遇脉与证不相符时，应根据具体情况，或舍脉从证，或舍证从脉，以作出诊断和判断预后。

十 八 难

【提要】 本难内容有三：①寸口脉寸、关、尺三部，每部四经的分部原则。②寸、关、尺，浮、中、沉三部九候的诊法，及其与全身上中下部位相配应的分部原则。③沉滞、积聚等病证的切脉诊断方法。

十八难曰：脉有三部，部有四经，手有太阴、阳明，足有太阳、少阴，为上下部[1]，何谓也？

然，手太阴、阳明金也；足少阴、太阳水也。金生水，水流下行而不能上，故在下部也。足厥阴、少阳木也，生手太阳、少阴火，火炎上行而不能下，故为上部。手心主、少阳火，生足太阴、阳明土，土主中宫[2]，故在中部[3]也。此皆五行子母更相生养者也。

脉有三部九候，各何所主之？

然，三部者，寸关尺也。九候者，浮中沉也。上部法天，主胸以上至头之有疾也；中部法人，主膈以下至齐之有疾也；下部法地，上齐以下至足之有疾也。审而刺之[4]者也。

【语译】 十八问：脉有寸关尺三部，每部分属四条经脉，手

[1] 上下部　即寸口脉的寸部与尺部。上部为寸，下部为尺。

[2] 土主中宫　五行配五方，土主中央，即中宫。

[3] 中部　即寸口脉之关部。

[4] 刺之　即刺探、诊察之意。

经有手太阴、手阳明，足经有足太阳、足少阴，分属于寸部与尺部，是什么意思呢？

是，手太阴经与手阳明经属金，足少阴经与足太阳经属水，金生水，水性向下流而不能上行，所以足少阴、足太阳应在尺部。足厥阴经与足少阳经属木，能生手太阳火与手少阴火，火性炎上而不能下行，所以手少阴、手太阳应在寸部。手心主经与手少阳经的火，能生足太阴土与足阳明土，土主中央，所以在关部。这些都是根据五行中母子相生的关系而来的。

诊脉有三部九候，各分主什么呢？

是，所谓三部，就是寸关尺。所谓九候，就是每部有浮中沉三候。寸部取法于天，主管胸部以上至头部的疾病；关部取法于人，主管胸膈以下至脐部的疾病；尺部取法于地，主管脐以下至足部的疾病。就这样审察病变的部位。

【按语】 人体十二经脉及全身上中下各部在寸口脉寸、关、尺三部的相应部位的划分，在现存古医籍的记载中，最早见于本难。原文对十二经明确了每部有四经，不分左右手，其中手太阴、手阳明、手太阳、手少阴在寸部；足太阴、足阳明在关部；足太阳、足少阴在尺部。但尚有足厥阴、足少阳、手心主、手少阳四经，未予说明。

虞庶根据原文“五行子母更相生养”的精神，在注释中作了说明，注云：“右手尺中少阳火生关上阳明土，关上阳明土却生寸口太阴金，寸口太阴金却生左手尺中少阴水，左手尺中少阴水却生左手关上厥阴木，关上厥阴木却生左手寸口少阴火，却又别心主火，故心主生足太阴、阳明土也。此乃五行相生之意耳”。按虞氏所注，十二经在寸关尺三部的分布当如下表：

	寸	关	尺
右	手太阴（手阳明）	足阳明足太阴	手太阳手心主
左	手少阴（手太阳）	足厥阴（足少阳）	足少阴（足太阳）

王叔和《脉经》在本难的基础上，对寸、关、尺的脏腑分部，作了更为明确的规定。成为后世医家讨论脉位分部的主要依据。但各家所述内容，略有出入，兹择其主要几家，列表如下，供参考。

	寸		关		尺	
	左	右	左	右	左	右
王叔和	心、小肠	肺、大肠	肝、胆	脾、胃	肾、膀胱	子户、三焦
孙思邈	心	肺	肝	脾	肾	肾
李东垣	心、小肠	肺、大肠	肝、胆	脾、胃	肾、膀胱	命门、三焦
滑寿	心、小肠	肺、大肠	肝、胆	脾、胃	肾、膀胱	心包、三焦
李时珍	心、膻中	肺、胸中	肝、胆	脾、胃	肾、膀胱、小肠	肾、大肠
李中梓	心包络	肺、胸中	肝、胆	脾、胃	肾、膀胱	肾、大肠
喻昌	心	肺	肝、胆	脾、胃	左肾、膀胱、大肠	右肾、三焦、小肠
张介宾	心、心包络	肺、膻中	肝、胆	脾、胃	肾、膀胱、大肠	肾、命门、小肠、三焦

人有病沉滞[1]久积聚，可切脉而知之耶？

然，诊在右胁有积气，得肺脉结[2]，脉结甚则积甚，结微则气微。

诊不得肺脉，而右胁有积气者，何也？

---

[1] 沉滞　指人体内部久留不去，缠绵不愈的疾病。

[2] 肺脉结　“结脉”，脉有歇止，但无规律性。见下文。“肺脉”，可有四种解释：①在寸口脉之寸部。见本难上文手太阴为上部，上部即寸部。②在右手寸口脉之寸部。如丁锦曰：“如右胁有积聚，应当右寸肺部得结脉。”（《古本难经阐注》）③在两手寸口脉。见一难：“寸口者，脉之大要会，手太阴之动脉也。”④指浮而短涩的脉象。见四难：“浮而短涩者肺也。”十三难：“五脏有五色，皆见于面，亦当与寸口尺内相应。……色白，其脉浮涩而短。”色白为肺之色，当见肺脉。又十七难：“……反得肺脉浮短而涩者，死也。”以上四种解释，虽均有一定根据，但证诸临床，第一、二说与实际不符。动而中止的结脉当寸关尺三部同时出现，不可能仅见于寸部或右寸。第三说亦不可从，本难下文有“诊不得肺脉”“肺脉虽不见”等，如作为寸口脉就难以理解。今从第四说，“肺脉”为浮短而涩之脉象。

然，肺脉虽不见，右手脉当沉伏。

其外痼疾[1]同法耶？将异也？

然，结者，脉来去时一止，无常数，名曰结也。伏者，脉行筋下也。浮者，脉在肉上行也。左右表里，法皆如此。假令脉结伏者，内无积聚；脉浮结者，外无痼疾；有积聚，脉不结伏；有痼疾，脉不浮结。为脉不应病，病不应脉，是为死病也。

【语译】 人患了沉伏滞留日久的积聚之证，可以切脉而诊知吗？

是，诊得病人右胁部有积气，又切得肺脉结，脉结严重的其积气也严重，结轻微的积气也轻微。

如果诊不到肺脉结，而右胁却有积气的，这是什么道理呢？

是，肺脉虽然没有出现，但其右手脉当见到沉伏的脉象。

病人体表部患了痼疾，也可以用同样的诊法吗？还是不相同呢？

是，所谓结脉，是脉搏过程中有时歇止，又没有规律性的，称为结脉。所谓伏脉，是脉气伏行于筋肉的下面。所谓浮脉，是脉气浮行于肌肉的上面。无论病变在左右表里，诊脉的方法都是这样。假如脉见结而伏，体内却无积聚；脉见浮结，体表却无痼疾；或者体内有积聚，脉象却不见结伏；体表有痼疾，脉象却不浮结，这些都是脉不应病和病不应脉，都是可能死亡的病证。

十 九 难

【提要】 本难讨论男女不同的正常脉象，在此基础上指出根据性别不同，判断其病的太过、不及和左右部位。

---

[1] 外痼（gù 故）疾 “外”指皮肉筋骨，与体内之脏腑相对而言的。“痼疾”，经久难愈之顽固疾病。

十九难曰：经言脉有逆顺，男女有常。而反者，何谓也？

然，男子生于寅[1]，寅为木，阳也。女子生于申[1]，申为金，阴也。故男脉在关上[2]，女脉在关下[3]。是以男子尺脉恒弱，女子尺脉恒盛，是其常也。反者男得女脉，女得男脉也。

其为病何如？

然，男得女脉为不足，病在内。左得之，病则在左；右得之，病则在右，随脉言之也。女得男脉为太过，病在四肢。左得之，病则在左；右得之，病则在右，随脉言之，此之谓也。

【语译】 十九问：医经上说脉有逆和顺，男子与女子各有常脉，如果出现反常的情况，该怎样讲呢？

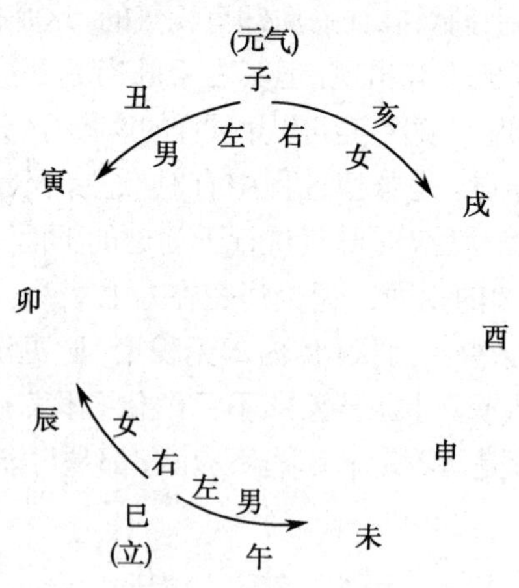

[1] 男子生于寅，女子生于申　寅与申均为十二地支之一。“男子生于寅，女子生于申”是人在胚胎期生长过程中，根据男阳女阴，运用十二地支推算而得的。十二地支按环形排列（见上图），人的元气生于“子”，男子自“子”向左行三十，女子自“子”向右行二十，都到“巳”而立，结为夫妇。怀孕后十月而生。男性自“巳”左行十至寅而生，女性自“巳”右行十至申而生。故男子生于寅，女子生于申。（见上图）

[2] 关上　指寸部。

[3] 关下　指尺部。

是，男子生于寅，寅为木，属阳；女子生于申，申为金，属阴。因此男子的脉在关以上盛；女子的脉在关以下盛，这就是男女的常脉。所谓反常，就是男子诊得女脉，女子诊得男脉。

如果诊得相反的脉，其发病的情况怎样呢？

是，男子诊得女脉是不足，病在内部。左手诊得，病在左侧；右手诊得，病在右侧，随脉说明病在哪一侧。女子诊得男脉是太过，病在四肢。左手诊得，病在左侧，右手诊得，病在右侧，也是根据脉说明病在哪一侧，就是这种说法。

【按语】 男女生理情况不同，其脉象亦有差异。对此有待进一步验证和研究。惟“男子生于寅，女子生于申”之说，主要根据五行推算而来。

二十难

【提要】 本难从诊脉部位及脉象的阴阳，讨论阴阳互相伏藏和互相加乘的问题。

二十难曰： 经言脉有伏匿[1]。伏匿于何脏而言伏匿耶？

然，谓阴阳更相乘[2]，更相伏也。脉居阴部[3]，而反阳脉[4]见者，为阳乘阴也。虽阳脉，时沉涩而短，此谓阳中伏阴也。脉居阳部[3]，而反阴脉[5]见者，为阴乘阳也。虽阴脉，时浮滑而长，此谓阴中伏阳也。

---

[1] 伏匿（nì 逆） 隐伏藏匿。言阳脉中有时见阴脉，为阳中伏阴。阴脉中有时见阳脉，为阴中伏阳。

[2] 阴阳更相乘 阴部见阳脉，为阳乘阴；阳部见阴脉，为阴乘阳。“乘”，加。

[3] 阴部 阳部 尺为阴部，寸为阳部。

[4] 阳脉 如浮脉，滑脉，长脉。

[5] 阴脉 如沉脉，涩脉，短脉。

重阳[1]者狂，重阴[1]者癫，脱阳[2]者见鬼，脱阴[2]者目盲。

【语译】 二十问：医经上说脉有伏匿。是伏匿在哪一脏而说是伏匿呢？

是，这是讲阴阳相互加乘和相互伏藏的问题。脉在阴部，却相反地出现阳脉，是阳乘阴。虽然是阳脉，但有时出现一瞬沉涩而短的脉象，这称为阳中伏阴。脉在阳部，却相反地出现阴脉，是阴乘阳。虽然是阴脉，但有时出现一瞬浮滑而长的脉象，这称为阴中伏阳。

重阳者发狂，重阴者发癫；阳部脉脱失的妄见鬼神，阴部脉脱失的双目失明。

二十一难

【提要】 讨论脉诊与形证相互参照以诊断疾病的问题。

二十一难曰：经言人形病，脉不病，曰生；脉病，形不病，曰死，何谓也？

然，人形病，脉不病，非有不病者也，谓息数不应脉数[3]也。此大法。

【语译】 二十一问：医经上说人的形体有病状，而脉象正常的称为生；脉有病象，而人体却不见病状的称为死。这是什么意思？

---

[1] 重（chóng 虫）阳　重阴　寸部尺部均见阳脉为“重阳”。寸部尺部俱见阴脉为“重阴”。“重”，重复。

[2] 脱阳　脱阴　寸部脉不见为“脱阳”，尺部脉不见为“脱阴”。“脱”，失，脉失不见。

[3] 息数不应脉数　言脉的迟数虽在正常范围，但病人的呼吸则较正常明显地减慢或加速，当为有病之候。

是，人的形体有病状，脉没有病象，这并不是没有病，是说呼吸数与脉搏数不相对应，这是诊病的重要法则。

【按语】 本难重申脉诊的重要性。末句文义不相连续，疑有脱误。但临床上病人的呼吸与脉搏是否相应，对于疾病诊断确有一定意义。

二十二难

【提要】 十二经脉病候——“是动”与“所生病”的基本概念，指出两者的主要区别在气分与血气，先病与后病。

二十二难曰：经言脉有是动，有所生病。一脉辄变为二病者，何也？

然，经言是动者，气也；所生病者，血也。邪在气，气为是动；邪在血，血为所生病。气主呴[1]之，血主濡[2]之。气留而不行者，为气先病也；血壅而不濡者，为血后病也。故先为是动，后所生病也。

【语译】 二十二问： 医经上说十二经脉各有是动，有所生病。每一条经脉总是变化为两种病候，为什么呢？

是，医经上所说的“是动”是气病；“所生病”是血病。邪在气分，气分病就是“是动”；邪在血分，血分病就是“所生病”。气能温煦人体，血能濡养全身。气滞留而不能运行，是气先发生病变；血脉壅滞而不能濡养，是血随后发生病变。所以先为“是动”，后是“所生病”。

【按语】 关于“是动”与“所生病”的论述，亦见于《灵枢•经脉》。但该文作“是动则病”与“是主 ×× 所生病者。” 其中“是”

[1] 呴（xū 虚） 张口哈气以温润对方曰“呴”。作温暖湿润解。

[2] 濡（rú 如） 滋养。

字为指示代词。“主”字即“主治”之意。在马王堆汉墓出土的《阴阳十一脉灸经》中,“主”字下均有“治”字,可证。如果把《灵枢》这两句经文译成白话文,就是:“这条经脉有变动时所出现的病证”和“这条经脉所能主治的病证”。由此可见,本难原文不但文字不同,解释亦异。因此,两者在概念上就完全不同了。

二十三难

【提要】 本难内容有三:①十二经脉、跻脉、任脉、督脉的起止与长度。②十二经脉循环运行的流注程序及其与十五别络的关系。③寸口与人迎两部动脉都能反映经脉循环情况,可据以诊断疾病及其预后。

二十三难曰:手足三阴三阳脉之度数[1],可晓以不[2]?

然,手三阳之脉,从手至头,长五尺,五六合三丈。手三阴之脉,从手至胸中,长三尺五寸,三六一丈八尺,五六三尺,合二丈一尺。足三阳之脉,从足至头,长八尺,六八四丈八尺。足三阴之脉,从足至胸,长六尺五寸,六六三丈六尺,五六三尺,合三丈九尺。人两足跻脉[3],从足至目,长七尺五寸,二七一丈四尺,二五一尺,合一丈五尺。督脉、任脉各长四尺五寸,二四八尺,二五一尺,合九尺。凡脉长一十六丈二尺。此所谓经脉长短之数也。

---

[1] 度数 度量长短之数。

[2] 不(fǒu 否) 音义同“否”,疑问词。与“吗”同义。

[3] 两足跻脉 跻脉有阳跻脉与阴跻脉,左右各两条,共四条。此处男子计算两条阳跻,女子计算两条阴跻。参阅按语三。

【语译】 二十三问：手足三阴经、三阳经的长短尺寸之数，可以讲清楚吗？

是，手三阳经脉，从手指到头部，每条长五尺，左右六条，五六得三十，合计三丈。手三阴经脉，从手指到胸中，每条长三尺五寸，左右六条，三六一丈八尺，五六得三尺，合计二丈一尺。足三阳经脉，从足趾到头部，每条长八尺，六八四丈八尺。足三阴经脉，从足趾到胸部，每条长六尺五寸，六六三丈六尺，五六得三尺，合计三丈九尺。人体两足跻脉，从足到目部，长七尺五寸，二七一丈四尺，二五一尺，合计一丈五尺。督脉与任脉各长四尺五寸，二四得八尺，二五得一尺，合计九尺。这些经脉的总长度是一十六丈二尺，这就是经脉长短的数字。

【按语】 1．本难所述“手三阴之脉，从手至胸中”、“足三阳之脉，从足至头”……等，乃是计算经脉长度的起止点，都从四肢远端量起，并非指经脉运行之起止与方向。

2．一十六丈二尺乃大经脉之总长度。不包括络脉及络脉性质的经脉在内。

3．关于跻脉的计数问题。人体有阳跻二条、阴跻二条，故跻脉应有四条。但本难只计二条。考《灵枢·脉度》云：“跻脉有阴阳，何脉当其数？岐伯答曰：男子数其阳，女子数其阴，当数者为经，不当数者为络也”。杨上善注云：“男子以阳跻为经，阴跻为络；女子以阴跻为经，阳跻为络也”（《太素·阴阳乔脉》）。本难既是只计经脉长短之数，所以男子只计二条阳跻，女子只计二条阴跻。

经脉十二，络脉十五[1]，何始何穷也？

然，经脉者，行血气，通阴阳，以荣于身者也。其始从中焦，注手太阴、阳明；阳明注足阳明、太阴；太阴注手少阳、太阳；太阳注足太阳、少阴，少阴注手心主、

[1] 络脉十五　十二经脉各有一条络脉，阴跻、阳跻各一条络脉，再加脾之大络一条，合计十五之数。参阅第二十六难。

少阳；少阳注足少阳、厥阴；厥阴复还注手太阴。别络十五，皆因其原[1]，如环无端，转相溉灌，朝[2]于寸口、人迎[3]，以处[4]百病，而决死生也。

经曰：明知终始[5]，阴阳定矣，何谓也？

然，终始者，脉之纪也。寸口、人迎，阴阳之气，通于朝使[6]，如环无端，故曰始也。终者，三阴三阳之脉绝，绝则死，死各有形[7]，故曰终也。

【语译】 十二经脉、十五络脉，是从哪里开始，到哪里为止呢？

是，经脉是运行气血，贯通阴阳，以营养全身的。它起自中焦，流注到手太阴经、手阳明经；从手阳明经流注到足阳明经、足太阴经；从足太阴经流注到手少阴经、手太阳经；从手太阳经流注到足太阳经、足少阴经；从足少阴经流注到手心主经、手少阳经；从手少阳经流注到足少阳经、足厥阴经：从足厥阴经再回流注入手太阴经。十五别络都始发于其原属的经脉。经脉的运行，好像圆环循环周转，相互灌溉，朝会于寸口、人迎，可据以判断各种疾病和预后吉凶。

医经上说：明确了经脉的终与始，就可以判定人体阴阳之气的情况，为什么这样说呢？

是，所谓"终始"，就是经脉的纲纪。寸口脉与人迎脉是阴

[1] 原 指各别络所属之经脉。原有源之意，经脉为其络脉之源。

[2] 朝(cháo潮) 会聚。

[3] 人迎 切脉部位之一。在喉结两旁颈总动脉搏动处，亦为人迎穴所在，属足阳明胃经。

[4] 处 决断，此处作诊断解。

[5] 终始 "终"经脉之气竭绝。"始"经脉之气循环周流。滑寿云："始如生物之始，终如生物之穷，欲知生死，脉以候之"。

[6] 朝使 经脉血气往来运行。"朝"，会聚，如百官来朝会。"使"，行使。如使臣之出使。

[7] 死各有形 手足三阴三阳脉绝而死时，各有不同的症候表现。参阅二十四难。"形"，形证，症候。

阳脉气往来运行相贯通的，好像圆环没有尽头，所以称为“始”。所谓“终”，是指三阴三阳脉气竭绝。脉气竭绝就会死亡。死亡前各有不同的证候，所以称之为“终”。

【按语】 人迎脉也是古代切脉部位之一。在《灵枢·经脉》、《灵枢·终始》、《灵枢·禁服》、《素问·六节藏象论》等篇中，均有论述，可参阅。

二十四难

【提要】 讨论十二经脉气绝的病机、证候及预后判断。对五脏所属之阴经在经气竭绝时出现的皮毛、肌肉、血脉、筋、骨髓方面的证候，作了比较详细的描述，并预测病情和死亡日期。

二十四难曰：手足三阴三阳气已绝，何以为候？可知其吉凶不？

然，足少阴气绝，即骨枯。少阴者，肾脉也，伏行而温于骨髓。故骨髓不温，即肉不著[1]骨，骨肉不相亲[2]，即肉濡而却[3]，肉濡而却，故齿长而枯，发无润泽，无润泽者，骨先死。戊日笃，己日死[4]。

足太阴气绝，则脉不荣其口唇。口唇者，肌肉之本也。脉不荣，则肌肉不滑泽，肌肉不滑泽，则肉满[5]，肉

[1] 著　附着，紧贴。

[2] 骨肉不相亲　骨与肉不能紧贴、附着。

[3] 肉濡而却　言牙龈萎缩。“濡”，软弱。“却”退缩，萎缩。

[4] 戊日笃，己日死　古代以十天干纪日，天干各有五行所属。戊与己属土，足少阴肾属水。土克水，故戊日、己日足少阴肾脉气绝者，病情加重而至死亡。“笃”病情加重而危笃。

[5] 肉满　“肉”，此处指鼻下人中部位的肌肉。“满”，肿起。

满则唇反[1]，唇反则肉先死。甲日笃，乙日死[2]。

足厥阴气绝，即筋缩引卵[3]与舌卷。厥阴者，肝脉也。肝者，筋之合也。筋者，聚于阴器而络于舌本[4]。故脉不荣，则筋缩急，筋缩急即引卵与舌，故舌卷卵缩，此筋先死。庚日笃，辛日死[5]。

手太阴气绝，即皮毛焦[6]。太阴者，肺也，行气温于皮毛者也。气弗荣，则皮毛焦，皮毛焦，则津液去，津液去即皮节伤，皮节伤则皮枯毛折[7]，毛折者则毛先死。丙日笃，丁日死[8]。

手少阴气绝，则脉不通，脉不通则血不流，血不流则色泽去，故面黑如梨[9]，此血先死。壬日笃，癸日死[10]。

三阴气俱绝者，则目眩转、目瞑[11]，目瞑者为失

---

[1] 唇反　上唇向内翻转。"反"，翻转。

[2] 甲日笃，乙日死　甲乙在五行属木，足太阴脾属土，木克土，故足太阴气绝，则甲日危笃，乙日死亡。

[3] 引卵　"引"，牵引，"卵"，睾丸。

[4] 舌本　舌根部，"本"，根。

[5] 庚日笃，辛日死　庚、辛在五行属金，足厥阴肝属木，金克木，故足厥阴气绝，庚日危重，辛日死亡。

[6] 焦　枯憔。

[7] 毛折　毛发枯脆，易折断、脱落。

[8] 丙日笃，丁日死　丙、丁在五行属火。手太阴肺属金，火克金，故手太阴气绝，丙日危重，丁日死亡。

[9] 梨　通"黧"(lí 离)颜色黑而带黄。

[10] 壬日笃，癸日死　壬、癸在五行属水，手少阴心属火，水克火，故手少阴气绝，壬日危重，癸日死亡。

[11] 目眩转、目瞑　"目眩"，目迷乱不明，"转"，眼球向上转翻，即"戴眼"。"目瞑"，闭目。

志[1]，失志者则志先死，死即目瞑也。

六阳气俱绝者，则阴与阳相离。阴阳相离则腠理[2]泄，绝汗[3]乃出，大如贯珠，转出不流，即气先死。旦占夕死，夕占旦死。

【语译】 二十四问：手足三阴、三阳经的经气如果已经竭绝，该见哪些证候？可以预测其预后吉凶吗？

是，足少阴经气竭绝，则骨髓枯萎，足少阴是肾的经脉，它行于深层而温濡骨髓。所以如果骨髓得不到温濡，就使肌肉不能贴著于骨，骨与肌肉不相亲和，肌肉就软弱萎缩，牙齿就显得长而枯槁，头发没有光泽，头发不润泽，便是骨先死之兆。到戊日危重，己日死亡。

足太阴经气竭绝，于是经脉不能荣养口唇。口唇是肌肉的本体。经脉不能输布营养，就使肌肉不润滑，肌肉不润滑，则人中的肌肉肿满，肌肉肿满，上唇就内翻，口唇内翻是肉先死之兆。甲日危重，乙日死亡。

足厥阴经气竭绝，于是筋挛缩牵引睾丸与舌卷短缩。足厥阴是肝的经脉。肝与筋合。筋聚合于外生殖器，又联络于舌根。所以经脉不能供给营养，就使筋挛缩拘急，筋挛缩拘急，就会牵引阴囊睾丸与舌头，而出现舌卷短和睾丸上缩，便是筋先死的征兆。庚日危重，辛日死亡。

手太阴经气竭绝，于是皮毛枯憔。手太阴是肺的经脉，能运行经气以温煦皮毛。经气不能营养，就使皮毛枯憔，皮毛枯憔是由津液丧失所致，津液丧失就会使皮毛、关节受损，皮毛关节受损，导致皮肤干枯毛发折落，毛发折落是毛先死的征兆。

---

[1] 失志　丧失意志。

[2] 腠（còu 凑）理　此处指皮肤、毛孔、肌肉间隙，及汗腺。

[3] 绝汗　病危时所泄的汗。多见汗出如珠而不流淌、汗出如油、冷汗虚脱等。

丙日危重，丁日死亡。

手少阴经气竭绝，于是经脉不能畅通，经脉不畅通，血液就不能周流，血液不能周流，就失去血色光泽，所以面色黄黑如梨，这是血先死的征兆。壬日危重，癸日死亡。

三阴经脉的经气都竭绝，就使目光迷乱、戴眼或闭目，闭目是丧失神志的表现，丧失神志是神志先死的征兆，人死亡眼睛就闭合了。

六阳经脉的经气都竭绝，于是阴阳离决。阴阳离决则腠理开泄，绝汗就泄出，大颗汗珠像连贯的珍珠，转出于皮肤而不流淌，这是气先死的征兆。早晨见到可预测晚上死亡，晚上见到可预测次日早晨死亡。

【按语】 本难所举经脉气绝的证候，仅局限于五脏所主的皮毛、血脉、肌肉、筋与骨，没有提到其他方面的证候。临诊时必须全面诊察，结合其他症状，进行分析。

二十五难

【提要】 讨论人体脏腑与经脉的总数。并提出心包与三焦相为表里，俱有名而无形的见解。

二十五难曰：有十二经，五脏六腑十一耳，其一经者，何等经也？

然，一经者，手少阴与心主[1]别脉也。心主与三焦为表里，俱有名而无形，故言经有十二也。

【语译】 二十五问：人有十二经脉，但是五脏六腑仅有十一之数，其多余的一经，是什么样的经脉呢？

是，多余的一经吗，手少阴经称为心主的别脉。心主与三

[1] 与心主 “与”训作“谓”。“心主”即手厥阴心包经。

焦相为表里，都是有名而无形的，所以说经脉有十二条。

【按语】 本经中关于三焦问题的论述，除本难外，尚有八难、二十三难、三十一难、三十八难、三十九难、六十二难、六十六难等。参阅六十六难按语。

二十六难

【提要】 讨论十五络脉的问题。

二十六难曰：经有十二，络有十五，余三络者，是何等络也？

然，有阳络，有阴络，有脾之大络。阳络者，阳跻之络也；阴络者，阴跻之络也。故络有十五焉。

【语译】 二十六问：经脉有十二，络脉有十五，除了十二经各有一条络脉外，其余三条络脉，是什么样的络脉呢？

是，有阳络，有阴络，有脾之大络。阳络是阳跻的络脉，阴络是阴跻的络脉。所以络脉共有十五。

【按语】 十五络亦见于《灵枢·经脉》又称“十五别”。其内容除十二经脉各一条别络和脾之大络与本经相同外，其余两条是任脉与督脉之别，而无阴跻、阳跻之络。该文并载有十五别络之具体名称，亦即各该经络穴的名称。列表如下，供参考。

经脉	手太阴	手少阴	手厥阴	手太阳	手阳明	手少阳	足太阳	足阳明	足少阳	足太阴	足少阴	足厥阴	任脉	督脉	脾之大络
别络	列缺	通里	内关	支正	偏历	外关	飞扬	丰隆	光明	公孙	大钟	蠡沟	尾翳	长强	大包

二十七难

【提要】 讨论奇经八脉的内容，及奇经不拘于十二正经的特点。

二十七难曰：脉有奇经[1]八脉者，不拘于十二经。何谓也？

然，有阳维，有阴维，有阳跻，有阴跻，有冲，有督，有任，有带之脉，凡此八脉者，皆不拘于经[2]，故曰奇经八脉也。

经有十二，络有十五，凡二十七气，相随上下，何独不拘于经也？

然，圣人图设沟渠，通利水道，以备不然[3]。天雨降下，沟渠溢满，当此之时，雾霈[4]妄行，圣人不能复图也。此络脉满溢，诸经不能复拘也。

【语译】 二十七问：经脉中有称奇经八脉的，它们不受十二经脉的约束，这是什么意思呢？

是，有阳维，有阴维，有阳跻，有阴跻，有冲脉，有督脉，有任脉，有带脉，这八条经脉都不受十二经的约束，所以称为奇经八脉。

经脉有十二，络脉有十五，这二十七脉的脉气，上下相互衔接。为什么独有奇经不受十二经的约束呢？

是，圣人计划开设沟渠，以通利水道，是为了防患于未

[1] 奇经 “奇”，特殊的，异乎寻常的。“奇经”是相对于十二正经而言的。

[2] 经 指十二正经。

[3] 不然 不测，意料不到。

[4] 雾(páng 旁)霈(pèi 沛) 大水流貌。

然。如果天降大雨，沟渠水满溢出，在这个时候，连圣人也没有办法了。这好比络脉满而外溢，所有经脉也不能再控制它了。

【按语】 在现存古医籍中“奇经八脉”的提出，首见于本难。在《内经》中，虽有对任、督、冲、带、阴阳跻脉、阴阳维脉的论述，但资料分散零星，散见于《素问·骨空论》等十余篇经文中，缺乏系统性。本经自二十七至二十九难，作了集中讨论，指出其不同于十二正经的功能特点，并总称之曰“奇经八脉”。使奇经理论系统化，成为经络学说的重要组成部分。这是对古医经中有关奇经资料的一次总结。

二十八难

【提要】 叙述奇经八脉的起点、终点和循行部位。指出奇经犹似湖泽蓄洪，对十二经脉气血起着调节的作用。

二十八难曰：其奇经八脉者，既不拘于十二经，皆何起何继[1]也？

然，督脉者，起于下极之俞[2]，并于脊里，上至风府[3]，入属于脑。任脉者，起于中极[4]之下，以上毛际，循腹里，上关元[5]，至咽喉。冲脉者，起于气冲[6]，并足

[1] 继 继续。指经脉之流注次序。

[2] 下极之俞 当在会阴穴与长强穴之深部。“下极”指躯体的最下部。“俞”，俞穴，亦作“腧穴”“输穴”。

[3] 风府 腧穴名。属督脉经。位在项后正中线发际下一寸凹陷中。

[4] 中极 腧穴名。属任脉经。位在腹正中线脐下四寸。

[5] 关元 腧穴名。属任脉经。位在腹正中线脐下三寸。

[6] 气冲 腧穴名，一名气街。属足阳明胃经。位于腹股沟部，当腹股沟与耻骨联合上缘水平线之交点，动脉搏动处。

阳明之经，夹脐上行，至胸中而散也。带脉者，起于季胁[1]，迴身一周。阳跻脉者，起于跟中，循外踝上行，入风池[2]。阴跻脉者，亦起于跟中，循内踝上行，至咽喉，交贯冲脉。阳维、阴维者，维络于身，溢蓄不能环流灌溉诸经者也。故阳维起于诸阳会[3]也，阴维起于诸阴交[3]也。比于圣人图设沟渠，沟渠满溢，流于深湖，故圣人不能拘通也。而人脉隆盛，入于八脉而不环周，故十二经亦不能拘之。其受邪气，畜则肿热，砭射[4]之也。

【语译】 二十八问：奇经八脉既然不受十二经的约束，它们各从哪里起始，又怎样继续呢？

是，督脉起于躯干最下部的俞穴，沿着脊柱内侧，上行到风府穴，入连于脑。任脉起于中极穴的下面，向上行经阴毛处，沿着腹壁内，向上经关元穴，到咽喉部。冲脉起于气冲穴，与足阳明经并行，夹行于脐的两侧，向上行到胸中而分散。带脉起于季胁部，环绕腰腹一周。阳跻脉起于足跟中，沿着足外踝而上行，到达咽喉部，交会贯通于冲脉。阳维脉、阴维脉，维系联络于全身，它们起着类似蓄洪的调节作用，而不能循环周流以灌溉其他诸经脉，所以阳维脉起始于诸阳经相会之处，阴维脉起始于诸阴经相交之点。好比圣人计划开设沟渠，沟渠中

---

[1] 季胁　部位名。在侧胸部，相当于第十一、十二肋软骨部。在十一肋前端直下，当脐水平线处有带脉穴。

[2] 风池　腧穴名。属足少阳胆经。在项后枕骨下两侧凹陷处。

[3] 诸阳会，诸阴交　凡诸阳经交会之处为“诸阳会”，诸阴经交会之处为“诸阴交”。据此阴维、阳维当遍布全身，如上文所言“维络于身”。则“诸阳会”“诸阴交”并非专指某一俞穴或某一部位。

[4] 砭射　即针刺疗法。“砭”，砭石，用石块磨成的石针石刀，为古代针刺及外科工具。“射”，即用石针刺入俞穴。

的水满了向外溢出，流到深湖里。否则圣人也无法控制水的泛滥。同理，当人体经脉中血气充盛的时候，便流入于奇经八脉，而不参加循环周流，所以十二经脉也不能约束它们。如果奇经八脉受邪气侵犯，蓄积起来会发生肿与热，可以用砭石针刺其俞穴。

二 十 九 难

【提要】 讨论奇经八脉发生病变时，可能出现的某些证候。

二十九难曰：奇经之为病何如？

然，阳维维于阳，阴维维于阴，阴阳不能自相维，则怅然失志[1]，溶溶不能自收持[2]。阳维为病苦寒热，阴维为病苦心痛。阴跻为病，阳缓而阴急[3]。阳跻为病，阴缓而阳急[3]。冲之为病，逆气而里急[4]。督之为病，脊强而厥。任之为病，其内苦结，男子为七疝[5]，女子为瘕聚[6]。带之为病，腹满，腰溶溶若坐水中。此奇经八脉之

---

[1] 怅(chàng 唱)然失志　神思恍惚。"怅然"，失意貌。

[2] 溶溶不能自收持　肢体松懈无力，不能自主。"溶溶"松弛无力貌。"自收持"自主取物握物。

[3] 阳缓而阴急　阴缓而阳急　"阴阳"在此指肢体的部位。凡四肢外侧、伸面，背部均为"阳"；四肢内侧、屈面，胸腹部均为"阴"。"缓"，弛缓。"急"，拘急。

[4] 里急　腹内挛急。

[5] 七疝　"疝"，病名。多因腹腔内一小肠段从皮内肌肉间隙中脱出而外突，故亦称"小肠气"。多发生在腹股沟、阴囊、脐部等处。疝有多种。《素问·骨空论》有"七疝"之称，但没有明确其具体名称。其他散见于各篇的有"冲疝"、"狐疝"、"癫疝"、"风疝"、"瘕疝"、"瘄疝"、"心疝"等。《诸病源候论·疝病》云："七疝者，厥疝、癥疝、寒疝、气疝、盘疝、胕疝、狼疝。"此后医家所称"七疝"，内容亦各有出入。

[6] 瘕(jiǎ 甲)聚　指腹部气聚结块一类病证。

为病也。

【语译】 二十九问：奇经八脉的病候是怎样的呢？

是，阳维脉是维系诸阳经的，阴维脉是维系诸阴经的，如果阴维、阳维两者自己不能相互维系，就令人失意惆怅，神思恍惚，全身像散了架不能自我控制。阳维的病经常苦于恶寒发热，阴维的病常苦于心痛。阴跻脉的病变，肢体伸面筋肉弛缓，屈面筋肉拘急。阳跻脉的病变，肢体屈面筋肉弛缓，伸面筋肉拘急。冲脉的病变，气上逆而腹内挛急。督脉的病，背脊强直而昏厥。任脉的病，患者苦于腹内结气，男子可发七疝，女子可发瘕聚。带脉的病，腹部胀满，腰部弛缓无力，好像坐在水中。以上就是奇经八脉的病候。

【按语】 奇经八脉的病变大多与各该经脉分布的部位有关，此外与它们的生理功能也不可分割。如阳维能维系诸阳经，阳主表，故其为病苦寒热。阴维脉维系诸阴经，阴主里，故其为病苦心痛。两跻脉的病与肢体筋肉运动功能有关等。但奇经的功能和病变尚不止于此，如《灵枢·大惑论》提出阴跻阳跻与睡眠有关。《素问·上古天真论》、《灵枢·五音五味》讲到冲脉、任脉与男女生殖生育的密切关系，对后世妇科方面，尤有重要的指导意义。可参阅。

三十难

【提要】 讨论荣气与卫气的生成来源及运行。

三十难曰：荣气之行，常与卫气相随不？

然，经言人受气于谷，谷入于胃，乃传与五脏六腑，五脏六腑皆受于气，其清者为荣，浊者为卫。荣行脉中，卫行脉外，荣周不息，五十而复大会，阴阳相贯[1]，如环之无端，故知荣卫相随也。

【语译】 三十问：营气的运行，常与卫气相随并行吗？

是，医经上说人从水谷中接受其精微之气。水谷进入胃中，其精气传布到五脏六腑，五脏六腑都受到精气，其中清的部分称为营气，浊的部分称为卫气。营气运行在脉中，卫气运行在脉外，周流全身，循环不息，五十回而又大会，阴阳内外，相互贯通，好像圆环一样，没有终端，所以知道营气与卫气是相随并行的。

三十一难

【提要】 叙述上、中、下三焦的具体部位、主要功能，及其发生病变时针灸治疗的俞穴。

三十一难曰：三焦者何禀[2]，何主[3]？何始，何终？其治常在何许？可晓以不？

然，三焦者，水谷之道路，气之所终始[4]也。上焦者，在心下，下膈，在胃上口，主内而不出。其治在膻中[5]，玉堂[6]下一寸六分，直两乳间陷者是。中焦者，在

[1] 阴阳相贯 手足三阴三阳经顺次衔接，相互贯通。“阴阳”指阴经与阳经。

[2] 禀 承受。

[3] 主 主管、掌管。

[4] 气之所终始 “气”指气化。“终始”有全过程的意思。

[5] 膻(dàn 但)中 俞穴名，属任脉经。位在两乳头连线的中点，胸骨正中线凹陷处。

[6] 玉堂 俞穴名，属任脉经。位在膻中穴之上，胸骨正中线，平第三肋间隙处。

胃中脘[1]，不上不下，主腐熟水谷，其治在脐旁[2]。下焦者，在脐下，当膀胱上口，主分别清浊，主出而不内，以传导也。其治在脐下一寸[3]，故名曰三焦。其府在气街[4]一本曰冲。

【语译】 三十一问：三焦禀受什么？所主什么？从哪里起始，到哪里为止？针刺治疗常在什么部位？可以说清楚吗？

是，三焦是水谷运化的道路，也是人体气机的全过程。上焦，在心下，从横膈膜向下，在胃的上口，主管纳入而不还出。它的治疗部位在膻中穴，即玉堂穴下一寸六分，两乳头直线中间胸骨凹陷处。中焦，在胃的中部，既不偏上也不偏下，主管腐熟饮食物。它的治疗部位在脐的两旁。下焦在脐以下，相当于膀胱上口，主管分清别浊，专司排出而不纳入，是传导糟粕的。它的治疗部位在脐下一寸。所以合称三焦。三焦之气汇聚在气街一本上作"冲"字。

【按语】 1. 对本经中有关三焦内容的综述，详见六十六难按语。

2. 关于"其府在气街"的问题，《灵枢·卫气》云"请言气街，胸气有街，腹气有街，头气有街，胫气有街。"可见在古代，"气街"不仅一处。原文上、中、下三焦之治在"膻中""脐旁""脐下一寸"均为气街之所在，都是目前临床主治上中下三焦疾病的针灸常用穴位，可见本难所述是有实践基础的。

---

[1] 胃中脘（wǎn 晚） 胃的内腔。

[2] 脐旁 脐的两边，旁开两寸为天枢穴。属足阳明胃经。

[3] 脐下一寸 为阴交穴，属任脉经。

[4] 其府在气街 气会聚在气街。"府"，气聚之处，非六腑之腑。"气街"亦非俞穴名。《难经集注》杨注云："气街者，气之道路也。三焦既是行气之主，故云府在气街。街，衢也。衢者，四达之道焉。"上述"膻中"、"脐旁"、"脐下一寸"等当均为"气街"。

三十二难

【提要】 指出心、肺两脏的解剖位置在横膈以上。论述心与营血，肺与卫气的功能联系。

三十二难曰：五脏俱等，而心肺独在膈上者，何也？

然，心者血，肺者气。血为荣，气为卫，相随上下，谓之营卫，通行经络，营周于外，故令心肺在膈上也。

【语译】 三十二问：五脏都是相等的，而独有心肺两脏在横膈以上，这是为什么呢？

是，心主血，肺主气。血是营，气是卫，相随并行于周身上下，称为营卫，通行于经络，周流于体表，所以使心肺都在膈以上。

【按语】 本难突出心主营血，肺主卫气及上焦布敷营卫气血的重要作用。联系二十二难“气先病，血后病”等说，对后世温病学说的卫气营血理论，可能有一定影响。

三十三难

【提要】 论述肝、肺两脏的五行所属。对肝得水而沉，肺得水而浮，肺熟而复沉，肝熟而复浮的现象，作出解释。

三十三难曰：肝青象木，肺白象金。肝得水而沉，木得水而浮；肺得水而浮，金得水而沉。其意何也？

然，肝者，非为纯木也。乙角[1]也，庚之柔[2]。大言阴与阳，小言夫与妇[3]。释其微阳，而吸其微阴之气[4]，其意乐金[5]，又行阴道多[6]，故令肝得水而沉也。肺者，

[1] 乙角　辛商　此为天干与五音的五行相配。十天干中甲、丙、戊、庚、壬为阳干；乙、丁、己、辛、癸为阴干。其五行属性均依次为木、火、土、金、水；配以五音，依次为角、徵、宫、商、羽；　分属五脏，依次为肝、心、脾、肺、肾。五脏属阴，配以阴干，所以肝为乙木，其音为角；肺为辛金，其音为商，故称“乙角”“辛商”。见下表：

五行		木	火	土	金	水
天干	阳	甲	丙	戊	庚	壬
	阴	乙	丁	己	辛	癸
五　音		角	徵	宫	商	羽
五　脏		肝	心	脾	肺	肾

[2] 庚之柔　丙之柔　十天干按顺序每隔五位作阴阳相配，则乙与庚合，丙与辛合。阳为刚，阴为柔。故乙为庚之柔，辛为丙之柔，余类推。见下表：

土	金	水	木	火
甲	乙	丙	丁	戊
己	庚	辛	壬	癸

○阳干，性刚　　◌阴干，性柔

[3] 大言阴与阳，小言夫与妇　乙与庚，丙与辛，好比阴阳相合，夫妇相配。

[4] 释其微阳，吸其微阴　“释”，释放。“吸”，吸收，吸取。乙为阴木，庚为阳金，两者相合，通过阳的释放和阴的吸收，相互交流，故此时乙已非纯木。

[5] 其意乐金　乙与庚合，如夫妇相配，故乙木意中，乐于就金。

[6] 行阴道多　乙与庚合，庚为金，金旺于秋，秋属阴，阳气渐衰，阴气渐盛，故行阴道多。

非为纯金也。辛商（前页[1]）也，丙之柔（前页[2]）。大言阴与阳，小言夫与妇。释其微阴，婚而就火[1]，其意乐火，又行阳道多[2]，故令肺得水而浮也。

肺熟而复沉，肝熟而复浮[3]者，何也？故知辛当归庚，乙当归甲也。

【语译】 三十三问：肝在色为青，比类于木；肺在色为白，比类于金。肝入水而沉，而木则入水而浮；肺入水而浮，而金则入水而沉。这如何解释呢？

是，肝并非单纯的木，它属乙角，是庚之柔。从大的方面说是阴阳相合，从小的方面说犹如夫妻相配。释放其微阳之气，吸取其微阴之气，它乐意随从于金，又行阴道多，所以使肝入水而下沉。肺并非单纯的金，它属辛商，是丙之柔。从大的方面说是阴阳相合，从小的方面说犹如夫妻相配。释放其微阴之气，婚配而随从于火，它乐意顺从于火，又行阳道多，所以使肺入水而上浮。

肺熟而复下沉，肝熟而复上浮，又是为什么呢？从以上可知辛当归于庚，乙当归于甲。

【按语】 关于肺得水而浮，肝得水而沉等说，亦见于《白虎通·五行》。可见此说在汉代较为流行，不一定是医家的话。在医理方面也颇难说明问题。

---

[1] 婚而就火　辛为阴金，丙为阳火，辛与丙合，如夫妇相配，故曰婚而就火。辛金已非纯金。

[2] 行阳道多　辛与丙合，婚而就火，火旺于夏，夏季属阳，阳热最盛，故行阳道多。

[3] 肺熟而复沉　肝熟而复浮　“熟”，煮熟。肺为辛金，得丙火之性而上浮；肝为乙木，得庚金之性而下沉。熟则阴阳夫妇相离，金、木各返其本性，即下文“辛当归庚”而为纯金，故肺熟而复沉；“乙当归甲”而为纯木，故肝熟而复浮。

三十四难

【提要】 论述五脏与五声、五色、五臭、五味、五液的特殊联系，指出五脏为七神所藏，突出五脏与神的密切关系。

三十四难曰： 五脏各有声、色、臭[1]、味、液，可晓知以不？

然，《十变》[2]言，肝色青，其臭臊，其味酸，其声呼，其液泣[3]。心色赤，其臭焦，其味苦，其声言，其液汗。脾色黄，其臭香，其味甘，其声歌，其液涎[4]。肺色白，其臭腥，其味辛，其声哭，其液涕。肾色黑，其臭腐，其味咸，其声呻，其液唾[4]。是五脏声、色、臭、味、液也。

五脏有七神，各何所藏耶？

然，脏者，人之神气所舍藏也。故肝藏魂[5]，肺藏魄[5]，心藏神，脾藏意与智，肾藏精与志也。

【语译】 三十四问：五脏各有其所主的声、色、臭、味、液，

---

[1] 臭(xiù 绣) 泛指鼻子嗅到的各种气味。

[2] 十变 滕万卿曰："十变，古书篇目。"(《难经古义》)

[3] 泣 眼泪。

[4] 涎 唾(tuò 拓) 均为口液。涎液常自然流出，称为"流涎"。唾液常呈沫状，称为"唾沫"。《素问·宣明五气》："脾为涎"王冰注："溢于唇口也。""肾为唾"王冰注："生于牙齿也。"盖唇口属脾，齿属肾。

[5] 魂 魄 均属于精神灵性的范畴。"魂"如意识、思维、梦幻等精神活动。"魄"如感觉、动作、语言等，必须通过形体、感官才能表现出来。《灵枢·本神》云："随神往来者谓之魂，并精而出入者谓之魄。"张介宾引邵(康节)氏曰："魂随气而变，魄随形而化。"又引唐孔氏曰："形之灵曰魄，魄内自有阳气，气之神曰魂。魂魄，神灵之名。初生时，耳目心识，手足运动，此魄之灵也。及其精神性识，渐有知觉，此气之神也。"(《类经·藏象类十四》)

可以讲明白吗?

是,《十变》中说,肝主青色,其臭为臊气,其味为酸,其声为呼,其液为泪。心主赤色,其臭为焦气,其味为苦,其声为言语,其液为汗。脾主黄色,其臭为香气,其味为甘,其声为歌,其液为涎。肺主白色,其臭为腥气,其味为辛,其声为哭,其液为涕。肾主黑色,其臭为腐气,其味为咸,其声为呻吟,其液为唾。这就是五脏所主声、色、臭、味、液。

五脏中藏有七神,各脏所藏的是哪一种神呢?

是,脏是人的神气所居藏之处,所以肝藏魂,肺藏魄,心藏神,脾藏意与智,肾藏精与志。

【按语】 五脏与声、色、臭、味、液的联系,及五脏藏神等理论,是以五脏为中心,将人体孔窍感官的功能与精神意识等,按五行属性联系起来,反映了统一整体的基本观点,属于中医藏象学说的基本内容。

关于五脏与声、色、臭、味、液及神气的关系,列表如下:

五脏	五行	五色	五声	五臭	五味	五液	五神所藏
肝	木	青	呼	臊	酸	泣	魂
心	火	赤	言	焦	苦	汗	神
脾	土	黄	歌	香	甘	涎	意与智
肺	金	白	哭	腥	辛	涕	魄
肾	水	黑	呻	腐	咸	唾	精与志

三十五难

【提要】 讨论脏与腑相合的关系,及腑的生理功能。

三十五难曰:五脏各有所,腑皆相近,而心、肺独去大肠、小肠远者，何谓也？

然，经言心营肺卫，通行阳气[1]，故居在上，大肠、小肠传阴气[1]而下，故居在下，所以相去而远也。

又诸腑者，皆阳也，清净之处。今大肠、小肠、胃与膀胱皆受不净，其意何也？

然，诸腑者谓是[2]，非也。经言小肠者，受盛之腑[3]也；大肠者，传写[4]行道之腑也；胆者，清净之腑也；胃者，水谷之腑也；膀胱者，津液[5]之腑也。一腑犹无两名，故知非也。小肠者，心之腑；大肠者，肺之腑；胃者，脾之腑；胆者，肝之腑；膀胱者，肾之腑。

小肠谓赤肠，大肠谓白肠，胆者谓青肠，胃者谓黄肠，膀胱者谓黑肠，下焦所治也。

【语译】 三十五问：五脏各有定所，与其相合的腑大多邻近，但只有心、肺两脏距离小肠、大肠较远，这是什么道理呢？

是，医经上说心主营，肺主卫，宣通运行阳气，所以位居于上。大肠、小肠传导浊阴之气而下行，所以位居于下。因此相距就远了。

还有，所有腑都属于阳，是清净之处。如今大肠、小肠、胃与膀胱都受纳不洁净的物质，这是什么意思呢？

是，把所有的腑都说成这样，是不对的。医经上说小肠

---

[1] 阳气　阴气　“阳气”指营卫之气。“阴气”指饮食物与大小便。阳气为清气，阴气为浊气。

[2] 是　为指示代词，指上文所云。

[3] 受盛之腑　小肠承受胃中经过熟腐的水谷，又经变化，再传入大肠，故称受盛之腑。《素问·灵兰秘典论》：“小肠者，受盛之官，化物出焉。”王冰注：“承奉胃司，受盛糟粕，受已复化，传入大肠，故云受盛之官，化物出焉。”

[4] 写（xiè泻）　泻之古字。

[5] 津液　此处指尿液。盖尿液亦为津液气化的代谢产物，故称津液。

是受盛之腑；大肠是传导排泄之腑；胆是清净之腑；胃是水谷之腑；膀胱是津液之腑。一个腑没有两种名称，所以知道那种说法是不对的。小肠是心之腑，大肠是肺之腑，胃是脾之腑，胆是肝之腑，膀胱是肾之腑。

小肠称为赤肠，大肠称为白肠，胆称为青肠，胃称为黄肠，膀胱称为黑肠，都是属于下焦所治理的。

【按语】 脏与腑相合的理论，亦为藏象学说的基本理论。“肠”本有通畅之意，本难称五腑为五色肠，突出了《内经》“六腑者传化物而不藏”的功能特点。

三十六难

【提要】 讨论命门的主要功能，及其与肾的关系。提出“左者为肾，右者为命门”的论点。

三十六难曰：脏各有一耳，肾独有两者，何也？

然，肾两者，非皆肾也。其左者为肾，右者为命门。命门者，诸神精之所舍，原气[1]之所系也。男子以藏精，女子以系胞[2]。故知肾有一也。

【语译】 三十六问：五脏都只有一个，惟独肾脏有二个，为什么呢？

是，肾脏有二个，并不都是肾。在左边的是肾，右边的是命门。命门是全身神气和精气舍藏之处，也是原气维系之所，男子于此储藏精液，女子于此系属胞宫。所以知道肾只有一个。

【按语】 “命门”一词，见于《内经》。《灵枢·根结》、《灵枢·卫气》两文都云“命门者，目也。”其概念与本难所述，完

[1] 原气　即元气、生气，参阅八难注[2]。

[2] 胞　即子宫，亦称“胞宫”。

全不同。

命门作为肾的一部分，并把它的作用提到“诸神精之所舍，原气之所系”的高度，乃是本难所首创。（三十九难内容基本相同）后世医家，尤其自明代以后，对肾与命门特别重视，在理论上颇有阐发，成为温补学派的主要理论基础。直至今日，命门理论对临床实践，仍有其指导意义，成为医学科学的重要研究课题。《难经》实开命门学说之先河。这是本经对中医学藏象学说和中医学理论体系的一大贡献。

三十七难

【提要】 本难内容有二：①七窍与五脏的特殊联系。②经脉之气血源于脏腑，脏腑受邪，气血留滞，阴阳偏盛，发为关格之症。

三十七难曰：五脏之气，于何发起？通于何许？可晓以不？

然，五脏者，当上关于七窍也。故肺气通于鼻，鼻和则知香臭矣；肝气通于目，目和则知白黑[1]矣；脾气通于口，口和则知谷味矣；心气通于舌，舌和则知五味矣；肾气通于耳，耳和则知五音矣。

五脏不和则七窍不通；六腑不和则留结为痈。

【语译】 三十七问：五脏之气，从哪里发起？通到什么部位？可以讲明白吗？

是，五脏与头面七窍相关联。所以肺气通于鼻，鼻的功能正常就能知道香臭等气味了；肝气通于目，目的功能正常，就能知道黑白等五色了；脾气通于口，口的功能正常，就能知道谷食之味了；心气通于舌，舌的功能正常，就能知道五味了；肾气通

[1] 白黑　在此代表青、黄、赤、白、黑五色。

于耳，耳的功能正常，就能知道五音了。

五脏不和调就会使七窍不通；六腑不和调就会使气血留滞郁结而形成痈疡。

【按语】 孔窍在生理和病理上与五脏有特殊联系的理论，也是中医藏象学说的重要内容，反映了中医学的整体观点。

邪在六腑，则阳脉不和，阳脉不和，则气留之，气留之，则阳脉盛矣。邪在五脏，则阴脉不和，阴脉不和，则血留之，血留之，则阴脉盛矣。阴气太盛，则阳气不得相营也，故曰关[1]。阳气太盛，则阴气不得相营也，故曰格[1]。阴阳俱盛，不得相营也，故曰关格。关格者，不得尽其命而死矣。

【语译】 病邪侵入六腑，使阳脉不和，阳脉不和，致气行滞留，气行滞留，于是阳脉过盛了。病邪侵入五脏，使阴脉失调，阴脉失调，致血行滞留，血行滞留，于是阴脉过盛了。阴气太盛，阳气不能相营行，所以称为关。阳气太盛，阴气不能相营行，所以称为格。阴气、阳气都太盛，彼此不能相互营行，所以称为关格。关格之证往往不能活到应享的寿命便死亡。

【按语】 关于“关”“格”的问题，本书三难亦有论述，但其讨论的角度不同，可相互参阅。

经言气独行于五脏，不营于六腑者，何也？

然，气之所行也，如水之流，不得息也。故阴脉营于五脏，阳脉营于六腑，如环之无端，莫知其纪，终而复始。其不复溢[2]。人气内温于脏腑，外濡于腠理[3]。

---

[1] 关　格　见三难注。

[2] 复溢　外流。“复”，倾复。“溢”，满溢。

[3] 腠理　见二十四难注。

【语译】 医经上说经脉之气只营行于五脏，不营行于六腑，为什么呢？

是，经脉之气的营行，好像水的流行，一刻也不会停止的。所以阴脉营行五脏，阳脉营行于六腑，好像圆环那样没有终端，无法计算它的营转次数，它终而复始，也不会倾复或溢出。人的经脉之气在内温养脏腑，在外濡润腠理肌肤。

三十八难

【提要】 讨论脏有五，腑有六的问题，及三焦的功能特点。

三十八难曰：脏唯有五，腑独有六者，何也？

然，所以腑有六者，谓三焦也。有原气之别[1]焉。主持诸气，有名而无形，其经属手少阳，此外腑也，故言腑有六焉。

【语译】 三十八问：脏只有五个，腑却有六个，这是为什么呢？

是，所谓腑有六个，是说其中有三焦一腑。三焦具有原气别使的功能，主持全身诸气，有名称而没有形态，它的经脉属于手少阳，这是五腑之外的一个腑，所以说腑有六个。

【按语】 关于三焦的综述可参阅六十六难按语。

三十九难

【提要】 讨论腑有五，脏有六的问题，指出五脏中，肾有两脏，左为肾，右为命门。六腑中三焦不与五脏相属。

三十九难曰：经言腑有五，脏有六者，何也？

---

[1] 别　此下疑脱一“使”字。“别使”即别行的通道。三焦有行使原气，通达于全身的功能，所以六十六难称之为“原气之别使”。

然，六腑者，正[1]有五腑也。然五脏亦有六脏者，谓肾有两脏也。其左为肾，右为命门。命门者，谓精神之所舍也，男子以藏精，女子以系胞，其气与肾通，故言脏有六也。

腑有五者，何也？

然，五脏各一腑，三焦亦是一腑，然不属于五脏，故言腑有五焉。

【语译】 三十九问：医经上说腑只有五个，脏有六个，这是为什么呢？

是，所谓六腑，实际上只有五腑。但是五脏也有称六脏的，是说肾有两个脏，左边的是肾，右边的是命门。命门是精与神所舍藏之处，男子于此储藏精气，女子于此系属胞宫，它的脏气与肾相通，所以说脏有六个。

腑只有五个，又是为什么呢？

是，五脏各有一个与它相合的腑，三焦虽也是一个腑，但它不配属于五脏，所以说腑有五个。

【按语】 关于脏有六的问题，在《灵枢·经脉》中，六阴经所属除五脏外，尚有心包络亦作为一脏。在《素问·灵兰秘典论》中，十二官为六脏六腑，其中除五脏外，尚有“膻中”为臣使之官，“膻中”即心包络，与《灵枢》基本一致。本难以命门为六脏之一，是与《内经》不同的另一种说法。

四 十 难

【提要】 以“金生于巳，水生于申”的五行理论解释鼻能辨别香臭，和耳能听声音的问题。

[1] 正 解作“只”、“仅”。

四十难曰：经言肝主色，心主臭，脾主味，肺主声，肾主液。鼻者，肺之候[1]，而反知香臭；耳者，肾之候[1]，而反闻声，其意何也？

然，肺者，西方金也。金生于巳[2]，巳者南方火也。火者心，心主臭，故令鼻知香臭。肾者，北方水也。水生于申[2]，申者西方金。金者肺，肺主声，故令耳闻声。

【语译】 四十问：医经上说肝主色，心主臭，脾主味，肺主声，肾主液。鼻是肺的外候，反而能辨知香臭；耳是肾的外候，反而能听到声音，这是什么道理呢？

是，肺属于西方金。金生于巳，巳属于南方火。火属于心，心主臭，所以使鼻窍能辨知香臭。肾属于北方水。水生于申，申属于西方金。金属于肺，肺主声，所以使耳窍能听到声音。

【按语】 本难运用五行关系来解释嗅觉、听觉与鼻、耳、肺、肾的关系，并未涉及医理，显然是难以说明问题的。

---

[1] 候　在此指孔窍。通过孔窍以测候相关之内脏，故曰“候”，亦称“外候”。

[2] 金生于巳（sì 寺）　水生于申　这是五行学说中相生规律金生水、水生木……等之外的另一种相生规律。“巳”与“申”都是地支，地支有十二，它与十天干同为古代用以表示次序的符号。十二地支亦有五行所属。如果以十二地支按东南西北四方排列，则东方寅卯属木，南方巳午属火，西方申酉属金，北方亥子属水，四隅丑、未、辰、戌归中央属土。这种五行属性都是各该地支的本气（见附图一）。“金生于巳”，“水生于申”之说亦见于《淮南子·天文训》，该文云：“金生于巳，壮于酉，死于丑，三辰皆金也。水生于申，壮于子，死于辰，三辰皆水也。故五胜，生一，壮五，终九。”文中对为什么金生于巳，水生于申，作了解释。其计算方法如下：

十二辰（地支）按四方顺次排列（见附图二），每隔四辰，即第一、第五、第九各辰相合，遂使主者的五行属性相同。它们是“初一”“壮五”“终九”，其中“壮五”是本气。例如巳、酉、丑三辰均相隔四辰，“酉”为“壮五”，本气属金，则巳、酉、丑三辰皆属金。“巳”为初一，“丑”为终九。“初一”为初生，故“金生于巳”。“申”“子”“辰”三辰亦各相隔四辰，“子”为壮五，本气属水，则申、子、辰同属水。申为“初一”，辰为“终九”，初为初生，故“水生于申”。同理，亥卯未属木，木生于亥。寅午戌属火，火生于寅。由于初生后必须相隔四支而后壮，故本规律有称为“五行长生”者。如李駉云：“金长生在巳，水长生在申。”（《难经句解》）

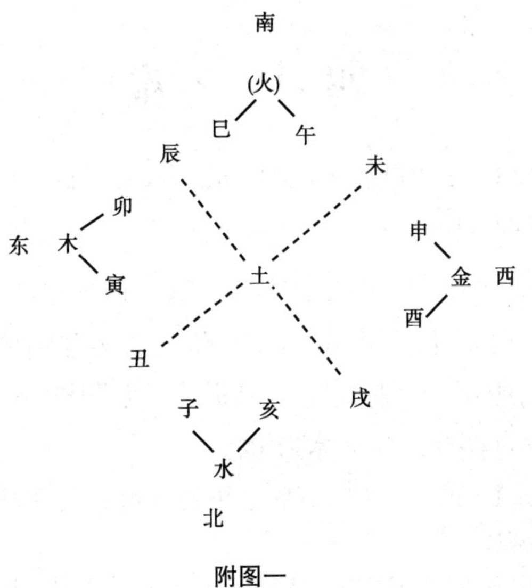

附图一

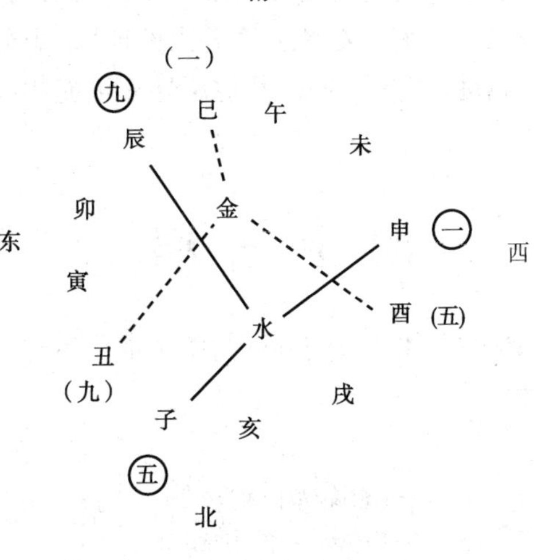

附图二

四十一难

【提要】 运用肝属木，及其与东方、春季的相应关系，解释肝有两叶的问题。

四十一难曰：肝独有两叶，以[1]何应也？

然，肝者东方木也，木者春也。万物始生，其尚幼小，意无所亲[2]，去太阴[3]尚近，离太阳[4]不远，犹有两心[5]，故有两叶，亦应木叶也。

【语译】 四十一问：五脏之中惟独肝脏有两叶，这与什么事物相应呢？

是，肝脏属于东方木，木属于春。万物初生，还很幼小，没有与任何方面相亲近，春季离开冬季尚近，距离夏季不远，好像心挂两头，所以肝有两叶，也是与草木初生的形象相应的。

【按语】 本难所采用的取类比象法，是古人认识事物常用的一种思维方法。亦称“类比法”“类比推理”。即根据两个对象的某些相同属性，推出它们的其他属性亦可能相同的一种间接推理。

四十二难

【提要】 叙述人体从口腔到肛门整个消化道与五脏的解剖

[1] 以 作“与”解。

[2] 亲 接近。

[3] 太阴 指冬季。冬季阴最盛，故称太阴。

[4] 太阳 指夏季。夏季阳最盛，故称太阳。

[5] 犹有两心 春季既有冬季之寒意，又渐近夏季之温暖，没有完全脱离阴，又复渐渐接近阳，所以说犹有两心。

部位、大小、长度、容积、重量、形态及内容物，以及五脏与神、魂、魄、意、志的关系。

四十二难曰：人肠胃长短，受水谷多少，各几何？

然，胃大[1]一尺五寸，径五寸，长二尺六寸，横屈受水谷三斗五升，其中常留谷二斗，水一斗五升。小肠大二寸半，径八分分之少[2]半，长三丈二尺，受谷二斗四升，水六升三合[3]合之太[4]半。回肠[5]大四寸，径一寸寸之少半，长二丈一尺，受谷一斗，水七升半。广肠[6]大八寸，径二寸寸之大半，长二尺八寸，受谷九升三合八分合之一。故肠胃凡长五丈八尺四寸，合受水谷九斗二升一合合之大半。此肠胃长短、受水谷之数也。

肝重四斤四两，左三叶，右四叶，凡七叶，主藏魂[7]。心重十二两，中有七孔三毛[8]，盛精汁[9]三合，主藏神。脾重二斤三两，扁广三寸，长五寸，有散膏[10]半斤，主裹血，温五脏，主藏意。肺重三斤三两，六叶两耳[11]，凡八叶，主藏魄[7]。肾有两枚，重一斤一两，主藏志。

---

[1] 大　即周长。

[2] 少　同“小”，下同。

[3] 合（gě 葛）　容量词。一合为一升的十分之一。

[4] 太　同“大”，下同。

[5] 回肠　即大肠。

[6] 广肠　即直肠。

[7] 魂　魄　见三十四难注[4]。

[8] 毛　指心脏内之瓣膜，似毛状。

[9] 精汁　此处指血液。

[10] 散膏　脂膜组织。

[11] 耳　器具两边突出之把柄为“耳”。在此指左右支气管。

胆在肝之短叶间，重三两三铢[1]盛精汁[2]三合。胃重二斤二两，纡曲屈伸，长二尺六寸，大一尺五寸，径五寸，盛谷二斗，水一斗五升。小肠重二斤十四两，长三丈二尺，广二寸半，径八分分之少半，左回叠积十六曲，盛谷二斗四升，水六升三合合之太半。大肠重二斤十二两，长二丈一尺，广四寸，径一寸寸之少半，当脐右回十六曲，盛谷一斗，水七升半。膀胱重九两二铢，纵广九寸，盛溺九升九合。

口广二寸半，唇至齿长九分，齿以后至会厌[3]，深三寸半，大容五合。舌重十两，长七寸，广二寸半。咽门[4]重十两，广二寸半，至胃长一尺六寸。喉咙[5]重十二两，广二寸，长一尺二寸，九节。肛门[6]重十二两，大八寸，径二寸大半，长二尺八寸，受谷九升三合八分合之一。

【语译】 四十二问：人体内肠胃的长短、受纳饮食物多少，各有定数吗？

是，胃的周长一尺五寸，直径五寸，长二尺六寸，横屈着可受纳饮食物三斗五升，其中经常留存食物二斗，水一斗五升。小肠的周长二寸半，直径是八分又小半分，长三丈二尺，受纳食物二斗四升，水六升三合又大半合。回肠周长四寸，直径一寸

[1] 铢　古重量词。一铢为一两的二十四分之一。

[2] 精汁　此处指胆汁。

[3] 会厌　七冲门之一，在舌骨之后，喉咽的上方，形如树叶，咽食时覆盖于气管上口，可阻止食物进入气道。吸气时，会厌覆盖于食道上口，使呼吸通畅，故亦称“吸门”。参阅四十四难。

[4] 咽门　在食道上口，下连食道。

[5] 喉咙　为气管上口，下连气管。

[6] 肛门　直肠下端，即后阴，亦称“魄门”，此处包括广肠在内。

又小半寸，长二丈一尺，受纳食物一斗，水七升半。广肠周长八寸，直径二寸又大半寸，长二尺八寸，受纳食物九升三合又八分之一合。所以肠胃道的总长度共五丈八尺四寸，共计受纳饮食物九斗二升一合又大半合。这就是肠胃长短和受纳饮食物的数字。

肝脏重四斤四两，左边有三叶，右边有四叶，共有七叶，主藏魂。心脏重十二两，内有七孔三毛，贮存血液三合，主藏神。脾脏重二斤三两，扁阔三寸，长五寸，附有脂膜半斤，主裹摄血液，温养五脏，主藏意。肺脏重三斤三两，有六叶两耳，共八叶，主藏魄。肾脏有二枚，重一斤一两，主藏志。

胆在肝的短叶之间，重三两三铢，贮存胆汁三合。胃重二斤二两，纡曲伸展后长二尺六寸，周长一尺五寸，直径五寸，可容纳食物二斗，水一斗五升。小肠重二斤十四两，长三丈二尺，周长二寸半，直径八分又小半分，向左回转叠积有十六个弯曲，能受纳食物二斗四升，水六升三合又大半合。大肠重二斤十二两，长二丈一尺，周长四寸，直径一寸又小半寸，当脐部向右回转十六个弯曲，能容纳食物一斗，水七升半。膀胱重九两二铢，长和宽都是九寸，贮盛小便九升九合。

口腔阔二寸半，从嘴唇到牙齿长九分，从牙齿向后到会厌，深三寸半，最大容量为五合。舌重十两，长七寸，阔二寸半。咽门重十两，阔二寸半，从咽门到胃长一尺六寸。喉咙重十二两，阔二寸，长一尺二寸，有九节。广肠重十二两，周长八寸，直径二寸又大半寸，长二尺八寸，可受纳食物（糟粕）九升三合又八分之一合。

【按语】 本难是古代有关解剖学方面的重要文献。其中五脏的解剖资料未见于《内经》等现存古医籍。由于度量衡标准古今异制，文中所述尺寸斤两，不能以今制计算。但如果以咽门至胃的食道长度与小肠、回肠、广肠的总长度之比例计算，则与现代解剖学所载数字极为接近。可见在《难经》时代，我国在解剖学方面，已有一定成就。原文中对某些内脏形态的叙述，如肝有七叶，心有七孔，肺有六叶等，与实际不符。且人体大小不等，内脏的大小、重量等当亦有差异，不能划一定量。

四十三难

【提要】 讨论人不进饮食七日而死的道理，主要因为胃中所留存的饮食物和津液已消耗竭尽而没有补充的缘故。

四十三难曰：人不食饮，七日而死者，何也？

然，人胃中常有留谷二斗，水一斗五升。故平人日再至圊[1]，一行二升半，一日中五升。七日，五七三斗五升，而水谷尽矣。故平人不食饮七日而死者，水谷津液俱尽，即死矣。

【语译】 四十三问：人如果不进饮食，七天就会死亡，这是什么道理呢？

是，人的胃里经常留存食物二斗，水液一斗五升。如果以健康人每天排便二次计算，一次排出二升半，一天之中排出五升。七天是五七三斗五升，而所留存的饮食物就全部排尽了。所以健康人不进饮食七天而死亡，是因为饮食和津液都已竭尽了才死亡的。

四十四难

【提要】 叙述人体从嘴唇到肛门整个消化道中的七道重要门户——七冲门。它们是：飞门、户门、吸门、贲门、幽门、阑门和魄门。

[1] 圊（qīng 青） 厕所。

四十四难曰：七冲门[1]何在？

然，唇为飞门[2]，齿为户门，会厌[3]为吸门，胃为贲门[4]，太仓[5]下口为幽门[6]，大肠、小肠会为阑门[7]，下极为魄门[8]，故曰七冲门也。

【语译】 四十四问：七冲门在什么部位呢？

是，嘴唇称为飞门，牙齿称为户门，会厌称为吸门，胃的上口称为贲门，胃的下口称为幽门，大肠、小肠连接处称为阑门，最下的尽端称为魄门。所以称为七冲门。

【按语】 七冲门在解剖生理和病理上都有特殊意义。七冲门的名称如会厌、贲门、幽门、阑门等至今仍为现代解剖学所沿用。

四十五难

【提要】 本难讨论八会穴的问题。八会穴是全身腑、脏、筋、髓、血、骨、脉、气等八者精气会聚之处，可治内热之病。

四十五难曰：经言八会者，何也？

然，腑会大仓[9]，脏会季胁[10]，筋会阳陵泉[11]，髓会绝

[1] 冲门 通道之门户。

[2] 飞门 “飞”通“扉（fēi 非）”，扉即门，喻口唇张合，犹似门的开闭。

[3] 会厌 见四十二难注。

[4] 贲门 胃的上口，在胃与食道交接处，近横膈部位。

[5] 太仓 即胃。

[6] 幽门 胃的下口，在胃与十二指肠连接处。

[7] 阑门 在小肠与大肠连接处。阑门下有小盲管，即阑尾。

[8] 魄门 即肛门。“魄”通“粕”。肛门排泄糟粕，故称魄门。

[9] 大仓 即太仓，此处指中脘穴。在腹中线，脐上四寸，属任脉经。

[10] 季胁 此处指章门穴。章门穴别名“季胁”。在第十一肋游离端稍下处。属足厥阴肝经。

[11] 阳陵泉 俞穴名。在腓骨小头前下方凹陷处。属足少阳胆经。

骨[1]，血会鬲俞[2]，骨会大杼[3]，脉会太渊[4]，气会三焦[5]外一筋直两乳内也。热病在内，取其会之气穴也。

【语译】 四十五问：医经上所说的八会穴是指什么？

是，腑的会穴在中脘，脏的会穴在季胁，筋的会穴在阳陵泉，髓的会穴在绝骨，血的会穴在膈俞，骨的会穴在大杼，脉的会穴在太渊，气的会穴在三焦即在胸骨外两乳的中点。凡有热邪在内的病症，可各取其经气会聚之会穴。

【按语】 “八会”的名称未见于《内经》及现存的其他古医经。首见于本难。八会穴颇为后世医家所重视。如明代·杨继洲《针灸大成》引宋·侯自然《难经注疏》八会的理论后提出腑病治中脘，脏病治章门，筋病治阳陵泉，髓病治绝骨，血病治膈俞，骨病治大杼，脉病治太渊，气病治膻中等。目前临床常用膻中穴治气促喘逆之病，阳陵泉治筋挛瘫痪之疾，中脘治胃肠等消化道疾患，绝骨治髓减骨痿和项脊等病变，可见八会穴理论有一定实践基础和指导价值。

四十六难

【提要】 讨论老年人夜间睡眠少，白天精神差；少壮人夜间睡得熟，白天精神足的原因，主要在于血气营卫的盛衰和运行通利与否。

---

[1] 绝骨　腧穴名，又名悬钟。在外踝上三寸。属足少阳胆经。

[2] 鬲（gé 革）俞　亦称“膈俞”，在第七胸椎棘突下，左右旁开一寸五分处。属足太阳膀胱经。

[3] 大杼（zhù 柱）　腧穴名，在第一胸椎棘突下，左右旁开一寸五分处，属足太阳膀胱经。

[4] 太渊　腧穴名。在掌侧手腕横纹上，当拇长展肌腱与桡侧腕屈肌腱之中间。属手太阴肺经。

[5] 三焦　此处指膻中穴。小字注作了说明。在胸骨中线与两乳头连线交点处，属任脉。

四十六难曰：老人卧而不寐[1]，少壮寐而不寤[2]者，何也？

然，经言少壮者，血气盛，肌肉滑，气道通，营卫之行不失于常，故昼日精[3]，夜不寤。老人血气衰，肌肉不滑，荣卫之道涩[4]，故昼日不能精，夜不得寐也。故知老人不得寐也。

【语译】 四十六问：老年人夜卧时不能熟睡，少年壮年人熟睡而不容易觉醒，这为什么呢？

是，医经上说少年人和壮年人，血气充盛，肌肉滑利，气道通畅，营卫的运行不失其常度，所以白天精神饱满，夜间不易觉醒。老年人血气衰少，肌肉不滑利，营卫运行之通道不畅利，所以白天精神不振，夜里不能熟睡。由此可知为什么老年人不容易入睡的道理了。

【按语】 关于老年与少壮之人的睡眠问题，《灵枢·营卫生会》与《灵枢·大惑论》等均有论述。可参阅。

四十七难

【提要】 讨论人的面部为什么最能耐受寒冷的问题，主要因为头面为诸阳脉之会的缘故。

四十七难曰：人面独能耐寒者，何也？

然，人头者，诸阳之会[5]也。诸阴脉皆至颈、胸中

[1] 寐（mèi 妹） 睡眠。

[2] 寤（wù 悟） 睡醒，觉醒。

[3] 精 精神饱满。

[4] 涩 不滑利。

[5] 诸阳之会 根据十二经脉分布的情况，手三阳经从手走头；足三阳经从头走足，手足六阳经都上至头面，督脉总督诸阳经，其脉上至风府，入属于脑。所以头为诸阳之会。

而还，独诸阳脉皆上至头耳，故令面耐寒也。

【语译】 四十七问：人的脸面独能耐受寒冷，这是为什么呢？

是，人的头部是诸阳经会聚之处，许多阴经都行到颈部或胸部就折回了，只有诸阳经都向上行至头面部，所以使面部能耐受寒冷。

【按语】 十二经脉除阳经上行头面外，有些阴经及阴经的支脉、别络和络脉，也有上行到头面的。如《灵枢·经脉》所载："手少阴之脉……上挟咽，系目系"，"肝足厥阴之脉……上入颃颡，连目系……上出额，与督脉会于巅"，"手少阴之别……系舌本，属目系"。《灵枢·经别》："手少阴之正……走喉咙，出于面"等。《灵枢·邪气脏腑病形》更明确指出："十二经脉三百六十五络，其血气皆上于面而走空窍……其气之津液皆上熏于面，而皮又厚，其肉坚，故天气甚寒，不能胜之也"。可见人面独能耐寒，除了面部皮厚肉坚等因素外，与十二经气血都有关系，只是与阳经的关系尤为密切而已。

四十八难

【提要】 讨论如何辨别疾病的虚实问题，从病人的脉象、病证、诊候等举例说明。

四十八难曰：人有三虚三实，何谓也？

然，有脉之虚实，有病之虚实，有诊[1]之虚实也。脉之虚实者，濡者为虚，紧牢者为实。病之虚实者，出者[2]为虚，入者[2]为实；言者为虚，不言者为实；缓

[1] 诊 医生通过诊察和听取病人主诉而了解的一些证候。

[2] 出者 入者 主要有两种解释：①"出"指病起于内，由内而发展至外，属内伤之类；"入"指外感病邪侵入，病由表而发展向里，属外感之类。②"出"指汗、吐、泄泻、崩漏之类，由内而出的证状；"入"指风、寒、暑、湿等邪及饮食所致之病，从外而入的。以上二说皆可通，姑从第一说。

者[1]为虚，急者[1]为实。诊之虚实者，濡者[2]为虚，牢者[2]为实；痒者为虚，痛者为实；外痛内快[3]，为外实内虚；内痛外快，为内实外虚。故曰虚实也。

【语译】 人有三虚三实，是说什么呢？

是，有脉象的虚实，有病证的虚实，有诊候的虚实。脉象的虚实，如濡脉属虚，紧牢脉属实。病证的虚实，如由内出外的属虚，由外入内的属实；能说话的属虚，不说话的属实；进展徐缓的属虚，来势急骤的属实。诊候的虚实，如按诊或针刺时指下感觉濡软的是虚，坚牢的是实；痒的属虚，痛的属实；外表疼痛，里面舒适不痛的是外实内虚；里面疼痛，外表舒适不痛的是内实外虚。所以说有虚有实。

【按语】 本难应用对比的方法，为临床虚实辨证，提示范例，有一定指导意义。

四十九难

【提要】 从发病原因，论述五脏正经自病与五邪所伤两类疾病的区别。并举心病为例，具体说明五邪入脏的一般规律。

四十九难曰：有正经[4]自病，有五邪所伤[5]，何以别之？

---

[1] 缓者　急者　此处主要有两种解释：①指皮肤筋肉的弛缓与拘急。②指起病的缓慢与急骤。此二说皆可通，姑从后一说。

[2] 濡者　牢者　此处指医生按诊及针刺时，手指的感觉。按之虚软及针下有空虚、没有阻力的感觉为“濡者”；按之坚硬、固着，及针下有紧牢充实的感觉为“牢者”，参阅十六难及七十九难。

[3] 快　轻快舒适的感觉。

[4] 正经　即十二经脉。十二正经内属于脏腑，此处主要指五脏。

[5] 五邪所伤　此与“正经自病”相对而言的。五邪原多属外来之邪，而各有其相关之脏。如“中风”为肝邪，“伤暑”为心邪，“饮食劳倦”为脾邪，“伤寒”为肺邪，“中湿”为肾邪。凡肝中风邪，心伤暑邪，脾伤于饮食劳倦，肺伤于寒邪，肾中于湿邪，称为“正经自病”。凡五脏受五邪后，传变而影响他脏的，如心中风邪，为肝邪入心，心伤寒邪，为肺邪入心……等均称为“五邪所伤”，余类推。

然，经言忧愁思虑则伤心，形寒饮冷则伤肺，恚怒[1]气逆上而不下则伤肝，饮食劳倦则伤脾，久坐湿地，强力入水[2]则伤肾，是正经之自病也。

【语译】 四十九问：病有正经自病，有五邪所伤。如何区别呢？

是，医经上说忧愁思虑过度就会损伤心，形体受寒和多进冷饮就会损伤肺，忿怒过度气机上逆而不下降，就会损伤肝，饮食不当和劳倦过度就会损伤脾，长时间坐在潮湿之地，或强用其力，又入水中，就会损伤肾。这些都是正经自病。

何谓五邪？

然，有中[3]风，有伤暑，有饮食劳倦，有伤寒，有中湿，此之谓五邪。

假令心病，何以知中风得之？

然，其色当赤。何以言之？肝主色。自入[4]为青，入心为赤，入脾为黄，入肺为白，入肾为黑。肝邪入心，故知当赤色也。其病身热，胁下满痛，其脉浮大而弦。

何以知伤暑得之？

然，当恶焦臭。何以言之？心主臭。自入为焦臭，入脾为香臭，入肝为臊臭，入肾为腐臭，入肺为腥臭。故知心病伤暑得之也，当恶焦臭。其病身热而烦，心痛，其脉浮大而散。

---

[1] 恚（huì 会）怒　忿怒。为同义复词。

[2] 强（qiǎng 抢）力入水　“强力”是力不胜任而勉强为之，如房事过度，持重远行，举负过重等。“入水”如涉水，淋雨等。

[3] 中（zhòng 众）　伤。

[4] 自入　风气通于肝，风邪侵入本脏肝，称为“自入”，暑气通于心，暑邪侵入本脏心，亦为“自入”，其余类推。

何以知饮食劳倦得之？

然，当喜苦味也。虚为不欲食，实为欲食。何以言之？ 脾主味。入肝为酸，入心为苦，入肺为辛，入肾为咸，自入为甘。故知脾邪入心为喜苦味也。其病身热而体重，嗜卧，四肢不收，其脉浮大而缓。

何以知伤寒得之？

然，当谵言妄语。何以言之？肺主声。入肝为呼，入心为言，入脾为歌，入肾为呻，自入为哭。故知肺邪入心为谵言妄语也。其病身热，洒洒[1]恶寒，甚则喘咳，其脉浮大而涩。

何以知中湿得之？

然，当喜汗出不可止。何以言之？肾主液。入肝为泣[2]。入心为汗，入脾为涎[3]，入肺为涕，自入为唾[3]。故知肾邪入心为汗出不可止也。其病身热而小腹痛，足胫寒而逆，其脉沉濡而大。

此五邪之法也。

【语译】 什么是五邪呢？

是，有中风，有伤暑，有饮食劳倦，有伤寒，有中湿，这些就称为五邪。

假如以心病为例，怎样可以知道是伤于风而得病的呢？

是，病人的面色应见赤色。为什么这样说呢？因为肝主色。风邪侵入本脏肝的应见青色，侵入心的是赤色，侵入脾

[1] 洒洒（sǎ 撒） 寒栗貌。

[2] 泣 眼泪。

[3] 涎 唾 均为口腔唾液腺等腺体所分泌的液体。一般认为“涎”呈水状流出，称为“流涎”。“唾”呈沫状吐出，称为“唾沫”。《素问•宣明五气》：“脾为涎，肾为唾。”王冰注：“涎，溢于口唇也。”“唾，生于牙齿也。”盖口唇属脾，牙齿属肾。

的是黄色，侵入肺的是白色，侵入肾的是黑色。所以知道风邪入心当出现赤色。它的病候有身热，胁下满痛等，脉象是浮大而弦。

怎样可以知道心病是伤于暑而得病的呢？

是，病人应当厌恶焦的气味。为什么这样说呢？因为心主臭。暑邪侵入本脏心应当厌恶焦的气味，侵入脾厌恶香气，侵入肝厌恶臊气，侵入肾厌恶腐气，侵入肺厌恶腥气。所以知道心病由于伤于暑而得病的，应当厌恶焦气。它的病候有身热，心烦，心痛等，它的脉象是浮大而散。

怎样知道心病是伤于饮食劳倦而得病的呢？

是，病人应当喜食苦味。虚证的不欲食，实证的欲食。为什么这样说呢？因为脾主味。病邪侵入肝的应当喜食酸味，侵入心喜食苦味，侵入肺喜食辛味，侵入肾喜食咸味，侵入本脏脾的喜食甘味。所以知道心病由于饮食劳倦所伤而致病的喜食苦味。它的病候有发热，肢体困重，嗜睡，四肢痿废不用等，它的脉象浮大而缓。

怎样可以知道心病是伤于寒而得病的呢？

是，病人应当有谵言妄语。为什么这样说呢？因为肺主声。寒邪侵入肝表现为呼叫，侵入心为言语失常，侵入脾为歌唱，侵入肾为呻吟，侵入本脏肺为哭泣。所以知道心病由于寒邪入侵所致者应见谵言妄语。它的病候有身热，瑟瑟怕冷，甚至气喘咳嗽，它的脉象浮大而涩。

怎样知道心病是中于湿而得病的呢？

是，病人应当经常汗出不止。为什么这样说呢？因为肾主液。湿邪侵入肝表现为流泪，侵入心为出汗，侵入脾为流涎，侵入肺为流涕，侵入肾为吐唾沫。所以知道心病由于湿邪入侵所致者应见汗出不止。它的病候有发热，小腹疼痛，足胫逆冷等，它的脉象沉濡而大。

以上就是诊察五邪所伤的方法。

【按语】 原文对正经自病的阐述，其概念较为明确。即病因不同，所伤之脏亦不同，五脏各自因相关之邪而受病，所以称为“正经自病”。至于“五邪所伤”者情况就比较复杂，所以举心病为例，作了具体说明。为了帮助理解和分析，将内容列表如下：

<table>
<tr><td rowspan="2">正经自病</td><td>病因</td><td>恚怒气逆上而不下</td><td>忧愁思虑</td><td>饮食劳倦</td><td>形寒饮冷</td><td>久坐湿地强力入水</td></tr>
<tr><td>伤脏</td><td>伤肝</td><td>伤心</td><td>伤脾</td><td>伤肺</td><td>伤肾</td></tr>
</table>

<table>
<tr><td rowspan="11">五邪所伤</td><td colspan="2">五邪</td><td>中风</td><td>伤暑</td><td>饮食劳倦</td><td>伤寒</td><td>中湿</td></tr>
<tr><td colspan="2">相关之脏</td><td>肝邪</td><td>心邪</td><td>脾邪</td><td>肺邪</td><td>肾邪</td></tr>
<tr><td colspan="2">五脏所主</td><td>五色</td><td>五臭</td><td>五味</td><td>五声</td><td>五液</td></tr>
<tr><td colspan="2">邪入肝</td><td>青（自入）</td><td>臊</td><td>酸</td><td>呼</td><td>泣</td></tr>
<tr><td colspan="2">邪入脾</td><td>黄</td><td>香</td><td>甘（自入）</td><td>歌</td><td>涎</td></tr>
<tr><td colspan="2">邪入肺</td><td>白</td><td>腥</td><td>辛</td><td>哭（自入）</td><td>涕</td></tr>
<tr><td colspan="2">邪入肾</td><td>黑</td><td>腐</td><td>咸</td><td>呻</td><td>唾（自入）</td></tr>
<tr><td rowspan="3">邪入心（举例）</td><td colspan="2">赤</td><td>焦（自入）</td><td>苦</td><td>言</td><td>汗</td></tr>
<tr><td>病候</td><td>面色赤身热胁下满痛</td><td>恶焦臭身热烦心痛</td><td>喜苦味身热体重嗜卧四肢不收</td><td>谵言妄语身热洒洒恶寒甚则喘咳</td><td>汗出不止身热小腹痛足胫寒而逆</td></tr>
<tr><td>脉</td><td>浮大而弦</td><td>浮大而散</td><td>浮大而缓</td><td>浮大而涩</td><td>沉濡而大</td></tr>
</table>

从以上五邪所伤表中内容进行分析，有以下几点值得注意：

一、五邪各有相关的脏，如中风为肝邪，伤寒为肺邪……凡邪侵入相关之脏者为“自入”。此与上表中“正经自病”者相同。

五邪亦可侵入不属于相关之脏，如“肝邪入心”，“脾邪入心”等，均为“五邪所伤”。

二、心受五邪所伤时所出现的病候有二个特点：其一是都有发热的症状，脉象虽不同而都兼“大”，说明其主要是外感发热一类的疾病。其二是所有病候都与入侵病邪相关的脏腑经络有关。如中风为肝邪，肝邪入心可见“胁下满痛”，“脉弦”等肝脏、肝经的症候。伤寒为肺邪，肺邪入心可见洒洒恶寒，甚则喘咳等肺脏、肺经的症候。其他诸邪亦莫不如此。

三、“当恶焦臭”“当喜苦味”……等主要是根据五行关系推理而来的。实际上受邪发病，情况复杂多变，很难如此预断。学者不可拘执。

五十难

【提要】 本难承前四十九难“五邪所伤”，进一步用五行生克关系，阐述五邪的名称。仍举心病为例以作说明。

五十难曰：病有虚邪，有实邪，有贼邪，有微邪，有正邪，何以别之？

然，从后来者为虚邪，从前来者为实邪[1]，从所不胜来者为贼邪，从所胜来者为微邪[2]，自病者为正

[1] 从后来者为虚邪，从前来者为实邪　按五行相生的次序排列：肝（木）→心（火）→脾（土）→肺（金）→肾（水）。“从后来者”指生我者。“从前来者”指我生者。如以心为例，生心火者为肝木是从后来者，中风为肝邪，故心病中风得之称为虚邪。心火生脾土是从前来者，饮食劳倦为脾邪，所以心病饮食劳倦得之为实邪。余类推。

[2] 从所不胜来者为贼邪，从所胜来者为微邪　按五行相克的关系：肝（木）→脾（土）→肾（水）→心（火）→肺（金）。“所不胜”指克我者，“所胜”指我克者。如以心为例，克心火者为肾水，中湿为肾邪，是从所不胜来的，所以心病中湿得之为贼邪，心火克肺金，伤寒为肺邪，是从所胜来的，所以心病伤寒得之为微邪。余类推。

邪[1]。何以言之？假令心病，中风得之为虚邪，伤暑得之为正邪，饮食劳倦得之为实邪，伤寒得之为微邪，中湿得之为贼邪。

【语译】 五十问：致病的有虚邪，有实邪，有贼邪，有微邪，有正邪，怎样区别呢？

是，从生我之脏传来的称为虚邪，从我生之脏传来的称为实邪，从克我之脏传来的称为贼邪，从我克之脏传来的称为微邪，由本脏相关的邪入侵的称为正邪。为什么这样说呢？如以心病作为例子，得自中风称为虚邪，得自伤暑称为正邪，得自饮食劳倦称为实邪，得自伤寒称为微邪，得自中湿称为贼邪。

【按语】 参阅四十九难附表。

五十一难

【提要】 根据病人的欲寒、欲温、欲见人、不欲见人等情况，运用阴阳的道理，以判断疾病在脏在腑。

五十一难曰：病有欲得温者，有欲得寒者，有欲得见人者，有不欲得见人者，而各不同，病在何脏腑也？

然，病欲得寒，而欲见人者，病在腑也；病欲得温，而不欲得见人者，病在脏也。何以言之？腑者阳也，阳病欲得寒，又欲见人；脏者阴也，阴病欲得温，又欲闭户独处，恶闻人声。故以别知脏腑之病也。

【语译】 五十一问：病人有喜温的，有喜寒的，有喜欢看见人的，有不愿见人的，情况各不相同，究竟病在什么脏腑呢？

---

[1] 自病者为正邪　凡伤于本脏相关之邪者为自病，称为正邪。与四十九难的“自入”意义相似。如暑邪通于心，心病伤暑得之为自病，伤暑为正邪。余类推。

是，病人喜欢寒凉，又喜欢见人的，是病在腑。病人喜欢温暖，又不愿意见人的，是病在脏。为什么这样讲呢？因为腑属阳，阳病喜欢寒凉，又喜欢见人；脏属阴，阴病喜欢温热，又要关闭门户一个人独居，厌恶听到人声。所以根据这些来辨别是脏病还是腑病。

【按语】 根据病人的喜恶，往往有助于诊断，但也不可拘泥。如《素问·脉解篇》："足阳明之脉病，恶人与火"。《灵枢·经脉》："足阳明之脉……病至则恶人与火……独闭户塞牖而处"。足阳明之脉属胃腑。发病时恶人与火，其中"恶火"与本难病在腑欲得寒是一致的。但"恶人"则与本难腑病欲见人者，适得其反。可见临床辨证不可仅凭某一见证，便下结论。

五十二难

【提要】 对人体内结块之类的疾病，从其固定或移动，根据阴阳动静之理，以鉴别病变的在脏在腑。

五十二难曰：腑脏发病，根本[1]等不？

然，不等也。

其不等奈何？

然，脏病者，止而不移，其病不离其处；腑病者，彷佛[2]贲响[3]，上下行流，居处无常。故以此知脏腑根本不同也。

【语译】 五十二问：脏或腑发生病变，其根本是否相同？

是，不相同的。

[1] 根本　本末终始。这里指腹内结块的起止。参阅五十五难原文。

[2] 彷（fǎng 访）佛（fú 伏）　若有若无，指难以捉摸。

[3] 贲（bēn 奔）响　气奔走有声。

它们不同在哪里呢？

是，病在脏的，留止而不移动，症状不离开病变所在的部位。病在腑的，时有时无，动气鸣响，上下窜动，没有固定的位置。所以根据这些情况，可以知道脏与腑发病的根本是不相同的。

【按语】 本难原文没有指出是何种疾病。但从所描述的情况，当指积聚之类，可与第五十五难相参阅。

五十三难

【提要】 运用五行相生相克的理论，解释五脏疾病的传变和预后等问题。指出传其所胜者死，传其所生者生。

五十三难曰：经言七传[1]者死，间脏[2]者生，何谓也？

然，七传者，传其所胜也；间脏者，传其子也。可以言之？假令心病传肺，肺传肝，肝传脾，脾传肾，肾传心，一脏不再伤，故言七传者死也。间脏者，传其所生也。假令心病传脾，脾传肺，肺传肾，肾传肝，肝传心，

[1] 七传 即次传。“七”与“次”古代音同相通。疾病按五脏相克次序传变为次传。见注[2]图。

[2] 间脏 疾病按相生次序传变为间脏。间脏即隔脏。五脏按五行相克次序排列，则隔一脏或二脏为相生之脏。见下图。

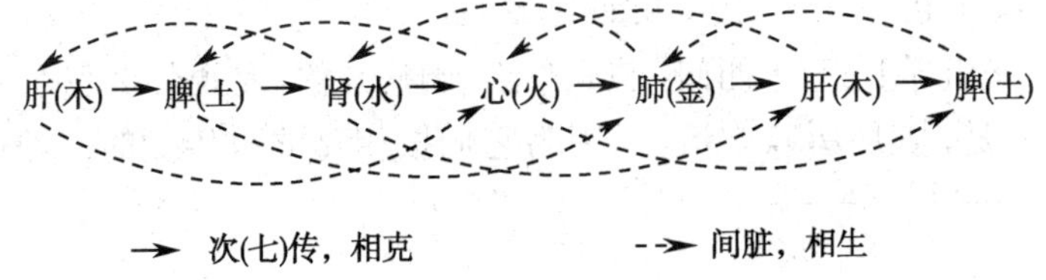

是母子相传。竟[1]而复始，如环无端，故言生也。

【语译】 五十三难问：医经上说，依次相传的死，隔脏相传的生，是说什么呢？

是，七(次)传是传与五行所克之脏。间脏是传与五行所生之脏。为何这样说呢？假如心病传于肺，肺传于肝，肝传于脾，脾传于肾，肾传于心，每一脏都不能再受损伤了，所以说依次相传的死。所谓间脏，就是传给所生的脏。假如心病传于脾，脾传于肺，肺传于肾，肾传于肝，肝传于心，都是母子相传，终而复始，像圆环一样没有起点，所以说隔脏相传的生。

【按语】 本难以五行理论推测脏腑疾病的传变与预后，指出了疾病不是一成不变的。它不但可以发展，而且有一定的传变规律，可据以预测其预后，这是正确的。但临床所见疾病是复杂多样的，决定疾病预后转归的因素是多方面的。往往因疾病的性质和机体的情况、医疗的条件而大有差异。因此决不能单凭相生相克的关系，作为预测疾病传变和判断预后的唯一依据。

五十四难

【提要】 承上文五十三难，仍用五行相生相克的理论，讨论脏病与腑病的传变和预后。

五十四难曰：脏病难治，腑病易治，何谓也？

然，脏病所以难治者，传其所胜也。腑病易治者，传其子也。与七传、间脏同法也。

【语译】 五十四问：脏病难治，腑病易治，是说什么呢？

是，脏病所以难治，是因为它们按相克关系传变的。腑病

[1] 竟 终了的意思。

所以易治，是因为它们按相生关系传变的。这与前面所述“七传”“间脏”的规律是相同的。

【按语】 本经第五十三难有脏病“间脏者生……间脏者，传其子也。”说明五脏病也有传其子的。又第十难有“膀胱邪干小肠也”。膀胱属水，小肠属火，说明腑病也有传其所胜的。所以不能绝对化。临床所见，确有脏病较为难治，腑病较为易治的情况，但也只是据其一般而言的。实际上，脏病也有易治，腑病也有难治的。判断预后必须根据具体情况进行分析。

五十五难

【提要】 承上文第五十二难，继续讨论脏腑积聚的疾病。根据阴阳动静的道理，及肿块的流动或固定，作为区别其病变在脏、在腑的依据。

五十五难曰：病有积有聚[1]，何以别之？

然，积者，阴气[2]也；聚者，阳气[2]也。故阴沉而伏，阳浮而动。气之所积名曰积，气之所聚名曰聚。故积者，五脏所生；聚者，六腑所成也。积者阴气也，其始发有常处，其痛不离其部，上下有所终始，左右有所穷处[3]。聚者阳气也，其始发无根本[4]，上下无所留止，其

[1] 有积有聚 “积”“聚”，病证名。是指腹内结块、结气之类的疾病。颇似后世所称的癥瘕。一般以积块明显，固着不移为“积”；气聚攻窜，无定形定位的为“聚”。

[2] 阴气 阳气 “阴气”指有形有质的精、血、津液等，“阳气”指无形无质温暖运动之气。

[3] 穷处 即尽处。

[4] 根本 见五十二难注。

痛无常处，谓之聚。故以是别知积聚也。

【语译】 五十五问：疾病有积、有聚，怎样辨别呢？

是，积是阴气，聚是阳气。阴气的性质沉静伏藏，阳气的性质浮散流动。阴气积蓄而成的称为积，阳气聚合而成的称为聚。因此积是五脏所生，聚是六腑所成的。积是阴气，它开始发生就有固定的处所，它产生的疼痛也不离开病变的部位，上下有起止，左右有界限。聚是阳气，它开始发生时就没有固定的起点，上下没有固着之处，疼痛也没有固定的部位，称为聚。根据这些就可以区别积和聚。

【按语】 关于积聚的病机，“气之所积名曰积，气之所聚名曰聚”，虽只言“气”不言血，但积是“阴气”，“阴气”可包括血、津液、精在内。临床所见这类疾病初起多为气聚，日久则气滞血瘀而成积。凡有固定部位、固定形态的，病已及血分。《灵枢·百病始生》对积的成因作了较为详细的论述，谈到“络伤”、“血溢”、“血脉凝涩”、“汁沫迫聚”等，说明积的形成与血络瘀阻、津液渗聚有非常密切的关系。可参阅。

五十六难

【提要】 讨论五脏积病的名称、发病部位、形态和继发病证等。同时以五行生克理论推测其发病季节、时日以及有关内脏的传变规律。突出王者不受邪的论点。

五十六难曰：五脏之积，各有名乎？以何月何日得之？

然，肝之积名曰肥气，在左胁下[1]，如覆杯，有头

[1] 在左胁下　参阅本难按语一。

足[1]。久不愈，令人发咳逆，痎疟[2]，连岁不已。以季夏[3]戊己日[4]得之。何以言之？肺病传于肝，肝当传脾，脾季夏适王[5]，王者不受邪，肝复欲还肺，肺不肯受，故留结为积。故知肥气以季夏戊己日得之。

【语译】 五十六问：五脏的积，各有名称吗？是在何月何日得病的呢？

是，肝脏的积名曰肥气，生在左胁下，像覆着的杯子，有起止界限。久延不愈，使人发生咳嗽、气逆与疟疾等，连年不愈。它是在农历六月戊日己日得病的。为什么这样说呢？因为肺受病后，传给肝，肝应当传给脾，但是脾在六月是正当旺盛的时候，旺盛的脏是不受邪的，肝要再还传给肺，肺不肯接受，于是留结成积。所以知道肥气是在六月的戊日己日得病的。

心之积，名曰伏梁，起脐上，大如臂，上至心下。久不愈，令人病烦心。以秋庚辛日[6]得之。何以言之？肾病传心，心当传肺，肺以秋适王，王者不受邪，心复欲还肾，肾不肯受，故留结为积。故知伏梁以秋庚辛日得之。

【语译】 心脏的积名为伏梁，起于脐的上方，大小像手臂，上端达到心下。久延不愈，使人有心烦的症状。它是在秋季庚日辛日得病的。为什么这样说呢？因为肾受病后传给心，心应当传给肺，但肺在秋季是正当旺盛的时候，旺盛的脏不受邪，心再要还传给肾，肾不肯接受，于是留结成积。所以知道伏梁是

[1] 头足　起止的意思。言积块有明显的界限。

[2] 痎(jiē 阶)疟　或称"痎疟"。二日一发的疟疾。亦有作疟疾的通称。

[3] 季夏　农历六月，在五行属土。

[4] 戊己日　古代以天干纪日。戊日、己日在五行属土。

[5] 王(wàng 旺)　通旺。旺盛。参阅七难注。

[6] 庚辛日　庚日辛日在五行属金。

在秋季庚日辛日得病的。

脾之积名曰痞气，在胃脘[1]，覆大如盘。久不愈，令人四肢不收，发黄疸，饮食不为肌肤。以冬壬癸日[2]得之。何以言之？肝病传脾，脾当传肾，肾以冬适王，王者不受邪，脾复欲还肝，肝不肯受，故留结为积。故知痞气以冬壬癸日得之。

【语译】 脾脏的积名为痞气，生在胃脘部，大小像覆着的盘子。久延不愈，使人四肢弛纵不收，发生黄疸，饮食不能滋长肌肤，它是在冬季壬日癸日得病的，为什么这样说呢？因为肝受病后传给脾，脾应当传给肾，但肾在冬季是正当旺盛的时候，旺盛的脏不受邪，脾要再还传给肝，肝不肯接受，于是留结成积。所以知道痞气是在冬季壬日癸日得病的。

肺之积名曰息贲，在右胁下，覆大如杯。久不已，令人洒淅[3]寒热，喘咳，发肺壅[4]。以春甲乙日[5]得之。何以言之？心病传肺，肺当传肝，肝以春适王，王者不受邪，肺复欲还心，心不肯受，故留结为积。故知息贲以春甲乙日得之。

【语译】 肺脏的积称为息贲，生在右胁下，大小像覆着的杯子。久延不愈，能使人恶寒发热、气喘咳嗽，发生肺痈，它是在春季甲日乙日得病的。为什么这样说呢？因为心受病后传给肺，肺应当传给肝，但肝在春季是正当旺盛的时候，旺盛的脏不受邪，肺再要还传给心，心不肯接受，于是留结成积。所以知道

[1] 胃脘 （guǎn 管） 胃腔。

[2] 壬癸日　壬日癸日，在五行属水。

[3] 洒淅（xī 希） 寒冷貌。

[4] 肺壅（yōng 痈） 即肺痈。

[5] 甲乙日　甲日乙日在五行属木。

息贲是在春季甲日乙日得病的。

肾之积名曰贲豚[1]，发于少腹，上至心下，若豚状，或上或下无时。久不已，令人喘逆，骨痿，少气[2]。以夏丙丁日[3]得之。何以言之？脾病传肾，肾当传心，心以夏适王，王者不受邪，肾复欲还脾，脾不肯受，故留结为积。故知贲豚以夏丙丁日得之。

此是五积之要法也。

【语译】 肾脏的积称为贲豚，发生在小腹部，上面达到心下，像小猪奔突，或上或下，没有定时。久延不愈，使人喘息气逆，骨痿弱，少气，它是在夏季丙日丁日得病的。为什么这样讲呢？因为脾受病后传给肾，肾应当传给心，但心在夏季是正当旺盛的时候，旺盛的脏不受邪，肾要再还传给脾，脾不肯接受，于是留结成积。所以知道贲豚是在夏季丙日丁日得病的。

以上就是诊断五脏积的主要方法。

【按语】 1. 五脏之积都在腹部，其中肝之积在左胁下，肺之积在右胁下，这并不是根据肝肺两脏的实际解剖位置，乃是依据五行方位而定。人面南而立，左为东方，属木，为肝所主；右为西方，属金，为肺所主。如本经第四十难："肺者西方金也"。第四十一难："肝者东方木也"。

2. 五脏之积的形成，有因人体本身的条件，有因外邪之侵袭和饮食、起居、情志、外伤以及周围环境的影响等，因素较为复杂，不可能作肯定的预测。本难以五行生克之理，推算某季某日得某脏之积，实难与实际相符。至于"肝复欲还肺，肺不肯受"云云，显系假想之词，不可凭信。

[1] 贲（bēn 奔）豚（tún 屯） 亦作"奔豚"，"豚"即小豬。

[2] 少气 呼吸微弱、短促、言语无力。

[3] 丙丁日 丙日丁日在五行属火。

3."王者不受邪"的观点,说明强壮者不病,虚损处受邪,反映了中医发病学的基本观点,不仅积病如此,对其他疾病的发生,也有普遍的意义。

五十七难

【提要】 叙述胃泄、脾泄、大肠泄、小肠泄、大瘕泄等五种泄泻的症状特点。

五十七难曰:泄凡有几,皆有名不?

然,泄凡有五,其名不同。有胃泄,有脾泄,有大肠泄,有小肠泄,有大瘕泄,名曰后重。

胃泄者,饮食不化,色黄。

脾泄者,腹胀满,泄注[1],食即呕吐逆。

大肠泄者,食已窘迫[2],大便色白,肠鸣切痛。

小肠泄者,溲[3]而便脓血,少腹痛。

大瘕泄者,里急后重[4],数[5]至圊[6]而不能便,茎中痛。

此五泄之法也。

【语译】 五十七问:泄泻共有几种,都有名称吗?

泄泻概有五种,它们的名称各不相同。有胃泄,有脾泄,有大肠泄,有小肠泄,还有大瘕泄,又称后重。

---

[1] 泄注　水泻。形容泄泻如水向下灌注。

[2] 窘迫　急迫。

[3] 溲　此处指大便。

[4] 里急后重　症状名。表现为腹内窘迫欲便,肛门气滞,大便不爽。

[5] 数(shuò 朔)　屡次,频繁。

[6] 圊(qīng 青)　厕所。

胃泄的症状，饮食不消化，大便黄色。

脾泄的症状，腹部胀满，水泻如注，进食即呕吐上逆。

大肠泄的症状，进食后就感到腹中急迫，大便白色，肠鸣，痛如刀割。

小肠泄的症状，大便时有脓血，小腹疼痛。

大瘕泄的症状，里急后重，屡次上厕所，但不能排便。阴茎(疑为“腹”字之误)中痛。

五十八难

【提要】 本难讨论三个问题：①提出“伤寒有五”的说法，并论述中风、伤寒、湿温、热病、温病等五种伤寒的典型脉象。②伤寒病用汗法、下法的宜忌。③皮、肌、骨三种寒热病的主要证候。

五十八难曰：伤寒有几，其脉有变不？

然，伤寒有五：有中风，有伤寒，有湿温，有热病，有温病，其所苦各不同。

中风之脉，阳[1]浮而滑，阴[1]濡而弱。湿温之脉，阳濡而弱，阴小而急。伤寒之脉，阴阳俱盛而紧涩。热病之脉，阴阳俱浮。浮之而滑，沉之而散涩，温病之脉。行在诸经，不知何经之动也，各随其经所在而取之。

【语译】 五十八问：伤寒有几种？它们的脉象有没有变化呢？

是，伤寒有五种：有中风，有伤寒，有湿温，有热病，有温病。它们的病各不相同。

---

[1] 阳　阴　指寸口脉的部位。寸部为阳，尺部为阴。下同。

中风的脉象，寸部脉浮而滑，尺部脉濡而弱。湿温的脉象，寸部脉濡而弱，尺部脉小而急。伤寒的脉象，尺部与寸部都盛而紧涩。热病的脉象，尺部与寸部都浮。轻按脉滑，重按脉散涩（疑衍），乃是温病的脉象。由于外邪游行于诸经之间，不能预测哪一条经脉会有变动，可根据病变出现在何经而切按该经脉所属的部位。

【按语】 本难所述"伤寒"有广义狭义之分。广义伤寒乃外感热病的总称，包括中风、伤寒、湿温、热病、温病，均属于广义伤寒的范畴。狭义的伤寒是五种伤寒中的一种。原文列举各种伤寒的脉象，没有提到其他证候。但在临床实际中，由于患者体质不同，受邪情况也不一致，脉象常不甚典型。加之病情有发展，脉象往往也随之而有变异，临证时应随时注意脉象的动态变化，不可执一不化。

伤寒有汗出而愈，下之而死者；有汗出而死，下之而愈者。何也？

然，阳虚阴盛[1]，汗出而愈，下之而死；阳盛阴虚[2]，汗出而死，下之而愈。

【语译】 伤寒病，有的汗出而病愈，泻下而死亡；有的汗出而死亡，泻下而病愈。这是什么道理呢？

是，阳虚而阴盛的，汗出而愈，用下法而死亡；阳盛阴虚的，汗出而死，用下法而愈。

【按语】 关于原文的机理，可作如下分析。

一、阳虚阴盛，汗出而愈，下之而死：人伤于寒邪，由于寒性收引，使卫阳之气遏抑于内，不能布达于体表，致表阳虚。用发汗的方法，使腠理开泄，卫阳布达于表，则阴寒之邪随即消

[1] 阳虚阴盛 "阳虚"指人体的阳气虚。"阴盛"指入侵的寒邪盛。

[2] 阳盛阴虚 "阳盛"是邪热盛。"阴虚"是指人体的阴气虚，包括津液、精血等的不足。

散，故汗出而愈。若反而用下法，则卫阳之气更不能外达，不仅寒邪不能消散，反而伤其内在之阳气，故死。

二、阳盛阴虚，汗出而死，下之而愈：寒邪入里化热，邪热内结为阳盛，热甚伤津则阴虚。下之，则内结的邪热得以荡涤，便可保全阴津，所以下之而愈。若反而用汗法，不但内结热邪依然存在，而汗为津液所化，大汗且可进一步伤阴，使阴愈虚，故死。

寒热之病，候之如何也？

然，皮寒热者，皮不可近席，毛发焦，鼻槁[1]，不得汗。肌寒热者，皮肤痛，唇舌槁，无汗。骨寒热者，病无所安，汗注不休，齿本[2]槁痛。

【语译】 关于寒热的疾病，该怎样诊察呢？

是，皮寒热的，皮肤不喜欢贴近席面，毛发枯憔，鼻中干燥，没有汗。肌寒热的，皮肤（“皮”疑为“肌”之误）疼痛，唇舌干枯，无汗。骨寒热的，病人全身不舒服，大汗出不止，牙根枯焦疼痛。

五十九难

【提要】 叙述狂病与癫病发作时的情状，可据此对两者作出鉴别诊断。

五十九难曰：狂癫之病，何以别之？

然，狂之始发，少卧而不饥，自高贤也，自辨[3]智

[1] 槁　即“槁”字，干燥枯萎的意思。

[2] 齿本　牙根。

[3] 辨　通辩，聪慧善辩的意思。

也，自贵倨[1]也。妄笑，好歌乐，妄行不休是也。

癫疾始发，意不乐，直视[2]僵仆[3]，其脉三部阴阳俱盛是也。

【语译】 五十九难说：狂癫的疾病，怎样辨别呢？

是，狂病开始发作的时候，少睡眠，不知饥饿，自以为高贵贤能，自以为聪明善辩，自大而傲慢，常无原因地发笑，喜欢唱歌玩乐，行为失常而没有休止。

癫疾开始发作的时候，先是精神不愉快，突然丧失意志而跌倒，两目直视，他的脉象是寸关尺三部不论轻重按都显得盛大有力。

【按语】 一、狂与癫都属于精神异常的疾患。狂病既可以是独立的病，也可以是热性病及其他疾病过程中的一种证候表现。本难所描述的癫疾发作情况，颇似癫痫。

二、《灵枢·癫狂》是讨论癫狂的专篇。对该病的不同类型、发病原因、发病情况等论述甚详，可参阅。本难所举，仅是其中一种类型的部分症状。虽不详备，但作为鉴别，尚称扼要。

六十难

【提要】 讨论厥头痛与真头痛，厥心痛与真心痛的病因病机、证候鉴别及其预后。

六十难曰：头心之病，有厥痛，有真痛，何谓也？

然，手三阳[4]之脉受风寒，伏留而不去者，则名厥

[1] 贵倨　以尊贵而傲慢。“倨”，傲慢。

[2] 直视　目光呆滞，目睛不转动。

[3] 僵仆　突然丧失意志而跌倒。向后倒下为“僵”，向前倒下为“仆”。

[4] 手三阳　手少阳、手阳明、手太阳，合称手三阳。

头痛；入连在脑者，名真头痛。其五脏气相干，名厥心痛；其痛甚，但在心，手足青者，即名真心痛。其真心痛者，旦发夕死，夕发旦死。

【语译】 六十问：头与心的病，有厥痛，有真痛，是说什么呢？

是，手三阳经脉如果是感受风寒，邪气潜伏停留所致的，称为厥头痛；邪气深入留连在脑的，称为真头痛。凡由于五脏之气相互干犯所致的，称为厥心痛；疼痛剧烈，只局限在心脏，手足发青的，就称为真心痛。这种真心痛的病，往往早晨发病到晚上就死亡，晚上发病到次日早晨就死亡。

【按语】《灵枢·厥病》对多种类型的厥头痛、厥心痛，和真头痛、真心痛在发作时的不同症状，都作了比较详细的描述。可参阅。本难着重在说明其病理上的区别：厥头痛病在经脉，真头痛病在脑；厥心痛是由于其他脏气干犯于心，真心痛则是心脏本身的病变。

六十一难

【提要】 阐述望、闻、问、切四种诊法的主要内容及其诊断价值。

六十一难曰：经言望而知之谓之神，闻而知之谓之圣，问而知之谓之工，切脉而知之谓之巧，何谓也？

然，望而知之者，望见其五色[1]以知其病。闻而知之者，闻其五音[2]以别其病。问而知之者，问其所欲五

[1] 五色 青、黄、赤、白、黑。

[2] 五音 角、徵(zhǐ 纸)、宫、商、羽，为古代声学中的五个音级，代表发音的高低清浊。此处五音当指五声，即呼、言、歌、呻、哭，参阅第三十四难及四十九难。

味[1]以知其病所起所在也。切脉而知之者，诊其寸口，视其虚实，以知其病，病在何脏腑也。经言以外知之曰圣，以内知之曰神，此之谓也。

【语译】 六十一问：医经上说，通过望诊而知道病情的称为“神”，通过闻诊而知道病情的称为“圣”，通过问诊而知道病情的称为“工”，通过切脉而知道病情的称为“巧”。是说什么呢？

是，望而知之的意思，就是观察病人的色泽变化，以了解疾病。闻而知之，就是聆听病人的五声变化，以辨别疾病。问而知之，就是探询病人对五味的喜恶以了解疾病的起因和病变的部位。切脉而知之的，就是切按病人的寸口脉，审察脉象的虚实，以了解病变在何脏何腑。医经上说，能根据外表证候而掌握病情的称为圣，能按其内部变化而知道病情的称为神。说的就是这个意思。

【按语】 望闻问切合称四诊，是我国古代医家在长期医疗实践中摸索总结出来的诊察方法。在《内经》中有很多论述。但如此明确地将四者并提，在现存文献中当以本难为最早。《灵枢·邪气脏腑病形》云：“见其色知其病命曰明，按其脉知其病命曰神，问其病知其处命曰工。故知一则为工，知二则为神，知三则神且明矣。”可见医生诊断技术的高低，不仅要求熟练地掌握每一种诊察方法，更重要的是要能四诊合参，全面地综合分析。

六十二难

【提要】 讨论手足三阴经各有井、荥、俞、经、合等五俞穴，和手足三阳经多一个原穴的问题。

[1] 五味 酸、甘、苦、辛、咸。

六十二难曰：脏井荥[1]有五，腑独有六者，何谓也？

然，腑者阳也，三焦行于诸阳，故置一俞[2]名日原[3]。腑有六者，亦与三焦共一气也。

【语译】 六十二问：五脏的经脉各有井、荥等五个俞穴，而六腑的经脉却各有六个俞穴，这是什么道理呢？

六腑的经脉都是阳经，三焦之气运行在诸阳经之间，因此多设置一个穴位名叫"原"穴。所以六腑的阳经各有六个俞穴，乃是因为阳经与三焦贯通一气的缘故。

【按语】 一、关于三焦与原穴的关系，参阅六十六难原文。

二、五俞穴及原穴的名称参阅第六十四难及按语附表。

六十三难

【提要】 指出十二经脉气皆从五俞穴中之井穴开始，因为井穴与东方及春季相应，象征万物始生的缘故。

六十三难曰：《十变》言：五脏六腑荥合[4]，皆以井为始者，何也？

然，井者东方春也，万物之始生，诸蚑行喘息，蜎飞蠕动[5]，当生之物，莫不以春而生，故岁数始于春，日数

[1] 井荥（yíng 营） 即井穴与荥穴。这里代表井、荥、俞、经、合五俞穴而言。五俞穴是十二经脉分布在肘膝以下的一些特定穴位。它们在治疗上各有其特殊功能。参阅第六十四难、六十八难原文。

[2] 俞（shū 书） 穴位之通称。

[3] 原 即原穴，十二经脉各有一个原穴。其中手足三阴经的原穴均以俞穴代替。十二经原穴都是临床常用的重要穴位。参阅第六十六难原文。

[4] 荥合 此处代表井荥俞经合五俞穴及原穴。

[5] 蚑（qí 歧）行喘息，蜎（yuān 冤）飞蠕（rú 茹）动 两句描写春季各种虫豸开始复苏的情况。蜘蛛在微微呼吸，孑孓在慢慢蠕动。"蚑行"，虫缓缓爬行。"喘息"，即呼吸。"蜎"蚊的幼虫，即孑孓，娟化为蚊则飞。"蠕"虫爬行貌。

始于甲[1]，故以井为始也。

【语译】 六十二问：《十变》说：五脏六腑经脉的荥、合等俞穴，都以井穴作为起始，这是什么道理呢？

是，井穴类比于东方和春天，象征着万物开始萌生，各种虫类开始蠢动呼吸，飞翔蠕行。一切生物无不在春天呈现新生的气象。所以一年的时序起始于春季，纪日的次序开始于甲，因此经脉以井穴为起始。

【按语】 井穴为十二经脉脉气始发的起点。本难对此作了专门论述，这对后世医家具有一定影响。如明代杨继洲《针灸大成》卷五，是专题讨论井穴的篇章，详细论述了井穴的部位，主治病证以及针法灸法等。目前临床井穴常用于急救及放血时取穴。十二经井穴的名称见六十四难附表。

六十四难

【提要】 本难以天干的五行属性和阴阳刚柔相配的原则，解释五俞穴的五行属性，阴经与阳经互不相同的问题。

六十四难曰：《十变》又言，阴井木，阳井金；阴荥火，阳荥水；阴俞[2]土，阳俞木；阴经金，阳经火；阴合水，阳合土。阴阳皆不同，其意何也？

然，是刚柔[3]之事也。阴井乙木，阳井庚金。阳井庚，庚者乙之刚也； 阴井乙，乙者庚之柔也。乙为木，故言阴井木也；庚为金，故言阳井金也。余皆放[4]此。

---

[1] 日数始于甲 甲在五行属木，在方位属东。

[2] 俞（shū 书） 此为五俞穴之一。十二经脉各有一俞，多在手腕及足踝部。

[3] 刚柔 为阳与阴的属性。十天干中，甲丙戊庚壬属阳，乙丁己辛癸属阴。阴与阳相合，刚与柔相济，甲与己合，乙与庚合，丙与辛合，丁与壬合，戊与癸合。参阅第三十三难注附表。

[4] 放 同“仿”字。仿效的意思。

【语译】 六十四问：《十变》又说：阴经的井穴属木，阳经的井穴属金；阴经的荥穴属火，阳经的荥穴属水；阴经的俞穴属土，阳经的俞穴属木；阴经的经穴属金，阳经的经穴属火；阴经的合穴属水，阳经的合穴属土。阴经与阳经都不相同，这是什么意思呢？

是，这是阴阳刚柔的问题。阴经的井穴属于乙木，阳经的井穴属于庚金。阳经井穴的庚是乙之刚；阴经井穴的乙是庚之柔。乙为阴木，所以说阴经的井穴属木；庚为阳金，所以说阳经的井穴属金。其余都仿此类推。

【按语】 关于五俞穴的名称、五行属性，参照《灵枢·本输》及六十六难。列表如下，以资参考。

手足阴经	俞穴					
	井	荥	俞	（原）	经	合
	木	火	土		金	水
手太阴肺经	少商	鱼际	太渊	太渊	经渠	尺泽
足太阴脾经	隐白	大都	太白	太白	商丘	阴陵泉
手少阴心经	少冲	少府	神门	神门	灵道	少海
足少阴肾经	涌泉	然谷	太溪	太溪	复溜	阴谷
手厥阴心包经	中冲	劳宫	大陵	大陵	间使	曲泽
足厥阴肝经	大敦	行间	太冲	太冲	中封	曲泉

手足阳经	俞穴					
	井	荥	俞	（原）	经	合
	金	水	木		火	土
手阳明大肠经	商阳	二间	三间	合谷	阳溪	曲池
足阳明胃经	厉兑	内庭	陷谷	冲阳	解溪	足三里
手太阳小肠经	少泽	前谷	后溪	腕骨	阳谷	小海
足太阳膀胱经	至阴	通谷	束骨	京骨	昆仑	委中
手少阳三焦经	关冲	液门	中渚	阳池	支沟	天井
足少阳胆经	窍阴	侠溪	临泣	丘墟	阳辅	阳陵泉

六十五难

【提要】 以方位、季节、生物等自然现象解释“所出为井”“所入为合”的意义。

六十五难曰： 经言所出为井，所入为合[1]，其法奈何？

然，所出为井，井者东方春也，万物之始生，故言所出为井也。所入为合，合者北方冬也，阳气入藏，故言所入为合也。

【语译】 六十五问：医经上说所出为井，所入为合。它是取法于什么的呢？

是，所出为井，是因为井穴好象东方和春天，万物开始萌生，所以说所出为井。所入为合，是因为合穴好象北方和冬天，阳气入内而闭藏，所以说所入为合。

【按语】 关于十二经井穴与合穴的名称参见第六十四难附表。

六十六难

【提要】 阐述十二经脉原穴的名称，指出原穴与三焦、脐下肾间动气以及全身十二经脉、五脏、六腑原气的关系，以此突出原穴的重要性。

六十六难曰： 经言肺之原出于太渊[2]，心之原出

[1] 所出为井　所入为合 井穴都在手指足趾之端，是经气出发之处。故所出为井。合穴都在近肘膝关节之处，部位较深，经气由浅表行向深部，故所入为合。

[2] 太渊　穴名。见四十五难注。

于太陵[1]，肝之原出于太冲[2]，脾之原出于太白[3]，肾之原出于太溪[4]，少阴[5]之原出于兑骨[6]，胆之原出于丘墟[7]，胃之原出于冲阳[8]，三焦之原出于阳池[9]，膀胱之原出于京骨[10]，大肠之原出于合谷[11]，小肠之原出于腕骨[12]，十二经皆以俞为原[13]，者，何也？

然，五脏俞者，三焦之所行，气之所留止也。

三焦所行之俞为原者，何也？

然，脐下肾间动气者，人之生命也，十二经之根本也，故名曰原。三焦者，原气之别使[14]也，主通行三气，经历于五脏六腑。原者，三焦之尊号也，故所止辄[15]为原。五脏六腑之有病者，皆取其原也。

【语译】 六十六问：医经上说：肺经的原穴出于太渊，心

[1] 心之原出于太陵 “心”此处指心包络之经脉。“太陵”即大陵穴，在掌后腕横纹中点，两筋之中凹陷处。

[2] 太冲 穴名。位于足背第一、第二跖骨间隙之中点凹陷中。

[3] 太白 穴名。位于足内侧缘，当第一跖骨小头后下方凹陷中。

[4] 太溪（xī 西） 穴名、位于足内踝后方凹陷处。

[5] 少阴 指手少阴心经。

[6] 兑（ruì 锐）骨 指神门穴。位于掌后腕横纹尺侧端两筋之中凹陷中。

[7] 丘墟 穴名。位于足背部当外踝前下方凹陷处。

[8] 冲阳 穴名。位于足背最高点动脉应手处。

[9] 阳池 穴名。位于手背侧腕横纹中点凹陷处。

[10] 京骨 穴名。位于足外侧缘当第五跖骨粗隆前下方凹陷处。

[11] 合谷 穴名。位于手背第一、第二掌骨之间，近第二掌骨之中点。

[12] 腕骨 穴名。位于手背侧腕横纹尺侧，尺骨小头前下方凹陷处。

[13] 以俞为原 “俞”，井、荥、俞、经、合五俞穴之一。十二经中手足六阴经之原穴，即该经之俞穴，故曰“以俞为原”。但手足六阳经的原穴与俞穴不同，参阅六十四难附表。

[14] 原气之别使 “别使”，别行之通道。言三焦别有使道以使原气通达于全身。

[15] 辄 解作“即”、“就”。

包经的原穴出于大陵，肝经的原穴出于太冲，脾经的原穴出于太白，肾经的原穴出于太溪，心经的原穴出于掌后锐骨端的神门，胆经的原穴出于丘墟，胃经的原穴出于冲阳，三焦经的原穴出于阳池，膀胱经的原穴出于京骨，大肠经的原穴出于合谷，小肠经的原穴出于腕骨。十二经都把俞穴作为原穴，是什么道理呢？

是，因为五脏经脉中作为原穴的俞穴，乃是三焦之气运行过程中所留止的地方。

把三焦之气运行留止的俞穴作为原穴，是什么道理呢？

是，因为脐下的肾间动气，是人的生命所在，也是十二经脉的根本，所以称为原。三焦乃是原气别行的使道，主持贯通行使上中下三焦之气，使之遍布于五脏六腑。“原”是三焦的尊称，所以气所留止之处也就称为原穴。凡五脏六腑有病，都可以选取其所属经脉的原穴进行治疗。

【按语】 一、关于三焦、原气与肾间动气及十二经脉五脏六腑的关系，可参阅第八难、第三十八难原文。

二、关于三焦问题的论述，除本难外，尚有八难、二十三难、二十五难、三十一难、三十八难、三十九难、六十二难等。为了使对三焦内容能全面了解，今将其综合归纳如下：

1. 手少阳三焦经为十二经脉之一。其在流注过程中，经气来自手心主经，流注于足少阳胆经。其原穴出于阳池。（见二十三难、本难）

2. 三焦为六腑之一，且与手心主相为表里，但它与其他五脏不同，无从描述其形态大小，故有名而无形。它也不同于其他五腑那样分属于五脏，所以又称“外腑”。（见三十八难、三十九难）

3. 三焦有部位，上、中、下三焦各有范围。它是水谷受纳、熟腐、分清别浊、排泄糟粕的全过程。其化生之精气供应全身，故三焦为气之所终始，主持诸气。（见三十一难、三十八难）

4. 三焦所行之气，其留止之处，为十二经之原穴。故三焦为原气之别使，其尊号亦名为“原”。三焦之源在脐下肾间动气，亦称“生气之原”，乃是五脏六腑、十二经脉之根本，为生命之所系，也是呼吸之门，守邪之神。（见八难、六十二难、本难）

六十七难

【提要】 讨论五脏经脉之募穴和背俞穴的阴阳属性、分布部位，及其在病理方面的意义。

六十七难曰：五脏募皆在阴[1]，而俞皆在阳[2]者，何谓也？

然，阴病[3]行阳[4]，阳病[3]行阴[4]，故令募在阴，俞在阳。

【语译】 六十七问：五脏的募穴都在阴的部位，而它们的俞穴都在阳的部位，这是什么道理呢？

是，阴部的病气行于阳部，阳部的病气行于阴部。所以使募穴都在阴（胸腹）部，俞穴都在阳（背）部。

【按语】 关于募穴与背俞穴的名称据《甲乙经》的记述，列表如下，供参考。

[1] 募皆在阴 “募”指募穴，是五脏经气聚集之处。五脏募穴皆在胸腹部。胸腹部属阴，故募皆在阴。

[2] 俞皆在阳 “俞”，此处指背俞而言。足太阳膀胱经脉在背部有十二脏腑的俞穴，称为背俞穴。背为阳，故俞皆在阳。

[3] 阴病 阳病 “阴”“阳”指部位，内为阴，外为阳。“阴病”，内脏、阴经之病。“阳病”，体表、阳经之病。

[4] 行阳 行阴 “阴”与“阳”指俞穴所在的阴阳部位，背为阳，腹为阴。“行”指病气所行所及。

	脏腑	俞穴	募穴
五脏	肺	肺　俞	中　府
	心	心　俞	巨　阙
	肝	肝　俞	期　门
	脾	脾　俞	章　门
	肾	肾　俞	京　门
六腑	大　肠	大肠俞	天　枢
	小　肠	小肠俞	关　元
	胆	胆　俞	日　月
	胃	胃　俞	中　脘
	膀　胱	膀胱俞	中　极
	三　焦	三焦俞	石　门

六十八难

【提要】 论述十二经脉的井、荥、俞、经、合等穴气血运行的情况及其主治的病证。

六十八难曰：五脏六腑各有井、荥、俞、经、合，皆何所主？

然，经言所出为井，所流为荥，所注为俞，所行为经，所入为合。井主心下满，荥主身热，俞主体重节痛，经主喘咳寒热，合主逆气而泄。此五脏六腑其井、荥、俞、经、合所主病也。

【语译】 六十八问：五脏六腑的经脉都有井、荥、俞、经、合等穴，这些穴位能主治什么病证呢？

是，医经上说：经气出发之处是井穴，经气如小水流是荥穴，经气灌注之处是俞穴，经气畅行之处是经穴，经气深入之处是合穴。井穴主治心下胀满，荥穴主治身上发热，俞穴主治肢体困重、关节疼痛，经穴主治气喘咳嗽、恶寒发热，合穴主治气逆而下泄。这些就是五脏六腑所属十二经脉的井、荥、俞、经、合等俞穴所主治的病证。

【按语】 关于井、荥、俞、经、合等穴在治疗上的应用及其特殊作用，除本难所述外，尚有七十四难根据四时季节及邪在不同脏腑而分刺五俞。《灵枢·顺气一日分为四时》："病在脏者取之井，病变于色者取之荥，病时间时甚者取之俞，病变于音者取之经……以饮食得病者取之合"，是根据病变情况而分刺五俞。《素问·水热穴论》："取俞以泻阴邪""取合以虚阳邪""取井以下阴逆，取荥以实阳气"，记载了针刺五俞穴的不同作用。由此可见，五俞穴主治的病证是多方面的，本难仅举其一二而已。

六十九难

【提要】 讨论虚实补泻的针刺治疗原则。可根据五行母子相生的规律，采用"虚者补其母，实者泻其子"和先补后泻等治法。

六十九难曰： 经言虚者补之，实者泻之，不实不虚，以经取之。何谓也？

然，虚者补其母，实者泻其子[1]，当先补之，然后泻之。不实不虚，以经取之者，是正经自病[2]，不中他邪也，当自取其经，故言以经取之。

【语译】 六十九问：医经上说，治虚证用补法，治实证用泻法，不实不虚的以经取之。这是什么道理呢？

虚证补其母经，实证泻其子经，应该先用补法，然后用泻

[1] 虚者补其母　实者泻其子　根据五行相生关系，生我者为母，我生者为子。如肺属金，金之母为土，肺虚应补属土的胃经、脾经的俞穴。金之子为水，肺实宜泻属水的膀胱经，肾经的俞穴。余类推。

[2] 正经自病　见第四十九难原文、注[5]及按语。

法。不实不虚的病证，就取本经的俞穴。因为这是本经脉自生的病，并不是受了其他经脉的病邪所致，应当取本经的俞穴，所以说“以经取之”。

【按语】“虚者补之，实者泻之，不实不虚，以经取之”亦见于《灵枢·经脉》。这是调治经脉虚实的基本原则。本难对此作了明确的解释和重要的阐发。指出对经脉虚实的病证，除了选用本经的俞穴进行补泻外，根据具体情况，也可以通过对其他经脉的补泻加以调治。这一观点对针灸治疗，具有重要的指导意义。

七十难

【提要】 讨论春夏浅刺，秋冬深刺的道理，和如何进针引气的手法。

七十难曰：经言春夏刺浅，秋冬刺深者，何谓也？

然，春夏者，阳气在上，人气亦在上，故当浅取之。秋冬者，阳气在下，人气亦在下，故当深取之。

春夏必致一阴[1]，秋冬必致一阳[1]者，何谓也？

然，春夏温，必致一阴者，初下针，沉之至肾肝之部[2]，得气，引持之阳也[3]。秋冬寒，必致一阳者，初内针，浅而浮之，至心肺之部[2]，得气，推内之阴也[4]。是

[1] 必致一阴　心致一阳　“致”，同至。“一”有一瞬的意思。“阴”“阳”指肢体的深浅部位。深部为阴，浅部为阳。

[2] 肾肝之部　心肺之部　指肢体的深浅部位，与上述“阴”“阳”同义。人体自皮毛至筋骨的层次中，与皮毛相当的为肺部，与血脉相当为心部，与筋相当的是肝部，与骨相当的是肾部。参阅第五难原文。

[3] 引持之阳也　“引”提引”、引出。“持”，执持、保持不动。“之”同“至”。谓将针从深部提引至浅部而保持不动，亦不出针。

[4] 推内之阴也　“推内”，推进、插入。谓将针从浅部向深部推入。

谓春夏必致一阴，秋冬必致一阳。

【语译】 春季、夏季针刺宜浅，秋季、冬季针刺宜深，是什么道理呢？

是，春夏两季，自然界阳气向上，人身的阳气也偏向于浅表，所以应当用浅刺的手法。秋冬两季，自然界阳气在下，人身的阳气也在于深层，所以应当用深刺的手法。

春夏两季必致一阴，秋冬两季必致一阳，是什么意思呢？

是，春夏气候温暖，所谓“必致一阴”，就是开始进针的时候要深刺到肝肾所主的深度，待等得气后，就将针提起到浅层，以引气上达到阳分。秋冬天气寒冷，所谓“必致一阳”，就是开始进针的时候要浅刺到心肺所主的部位，待等得气后，就将针推向深层，以引气深入阴分。这就是“春夏必致一阴”，“秋冬必致一阳”。

【按语】 在复杂多变的自然环境中，人体经脉之气的运行，亦随季节的更递而有升降浮沉的变化。因此针刺治疗也当与之相应。本难提出春夏浅刺，秋冬深刺，以及先深后浅，先浅后深的手法，是中医学中人与自然统一整体观在针刺治疗方面的具体体现。

七十一难

【提要】 讨论怎样可使针刺卫分不伤荣气，针刺荣分不伤卫气的针刺手法。

七十一难曰：经言刺荣无[1]伤卫，刺卫无伤荣，何谓也？

[1] 无 勿，禁止之辞。

然，针阳[1]者，卧针而刺之[2]。刺阴[1]者，先以左手摄按[3]所针荥俞[4]之处，气散乃内针。是谓刺荣无伤卫，刺卫无伤荣也。

【语译】 七十一问：医经上说，刺荣不要伤卫，刺卫不要伤荣，是怎样的呢？

是，要针刺（卫分）阳部，应用横针平刺的手法。要针刺（荣分）阴部，应先用左手按揉要针刺的穴位，使表层的卫气散开，然后进针。这就是刺荣无伤卫，刺卫无伤荣。

七十二难

【提要】 提出迎随和调气的针刺手法，必须根据经脉中荣卫运行的逆顺和内外表里以调治其阴阳。

七十二难曰：经言能知迎随[5]之气，可令调之。调气之方，必在阴阳。何谓也？

然，所谓迎随者，知荣卫之流行，经脉之往来也，随其逆顺而取之，故曰迎随。调气之方，必在阴阳者，知其内外表里，随其阴阳而调之，故曰调气之方，必在阴阳。

【语译】 七十二问：医经上说：能懂得迎随之气，就可以调

---

[1] 阳　阴　指肢体的深浅部位。浅表为阳，为卫分；深层为阴，为荣分。

[2] 卧针而刺之　即横刺。进针后，将针体卧倒，与皮肤平行方向刺入，使针体平卧于皮下。

[3] 摄（shè 舍）按　对局部皮肤做按揉，使腧穴浅表部分的卫气散开。

[4] 荥俞　荥穴与俞穴。此处代表一般腧穴。

[5] 迎随　即逆从的意思。根据经脉运行的方向进行针刺补泻的手法。迎为泻法，随为补法。参阅按语。

整经脉之气，而调气的方法，必须调治阴阳。是什么意思呢？

是，所谓迎随，首先要知道荣卫之气的流行和经脉的往来走向。根据经脉的逆顺，进行针刺。所以称曰迎随。所谓调气的方法必须在于阴阳，就是要知道病变在内在外，在表在里，随着它的阴阳偏盛偏衰进行调治。所以说调气的方法，必在阴阳。

【按语】 关于迎随的手法，有多种解释：

1. 以经气开始来到时进针为迎，经气去的时候进针为随。

2. 以泻其子为迎，补其母为随。

3. 以吸气时进针，呼气时出针为迎。呼气时进针，吸气时出针为随。

4. 以经脉走向与针尖方向相逆为迎，相顺为随。

此外还有以经气流注于脏腑的时辰分为迎随；有以荣卫昼夜运行与病在阴分阳分分为迎随；有以针体捻转方向分为迎随；有以进出针的疾与徐分为迎随等。可见迎随的手法种种不一。但总的不外乎迎为泻，随为补，所以实际上迎随可理解为补泻手法的总称。

七十三难

【提要】 由于井穴的部位肌肉浅薄，针刺时可根据实则泻其子的原则，泻其荥穴以代替井穴。

七十三难曰：诸井者，肌肉浅薄，气少，不足使[1]也，刺之奈何？

然，诸井者，木也；荥者，火也，火者木之子。当刺井者，以荥泻之。故经言补者不可以为泻，泻者不可以为补，此之谓也。

[1] 使　用的意思，即用于针刺，此处指泻法。

【语译】 七十三问：诸经的井穴，都肌肉浅薄，经气较少，不宜于使用，将怎样进行针刺呢？

是，阴经的井穴都属木，荥穴部属火，火是木之子。当需要针刺井穴的时候，可以刺荥穴以泻之。所以医经上说，当补的不可用泻法，当泻的不可用补法，就是这个意思。

【按语】 本难以泻荥穴代替泻井穴。但在《内经》中不乏刺井穴以泻实的例子。如《灵枢·热病》："气满胸中，喘息，取足太阴大指之端，去爪甲如薤叶"，是热病实喘可泻足太阴经井穴隐白。又云："喉痹，舌卷，口中干，烦心，心痛，臂内廉痛不可及头，取手小指次指爪甲下，去端如韭叶"，是热病入心可泻手太阳小肠经井穴少泽。后世治蛾风、喉痹刺少商出血，热病及中暑急救刺十宣穴出血。十宣穴也就是十二井穴所在部位。所以以荥穴代井穴作泻法的说法，不可拘泥。

七十四难

【提要】 本难内容有二：①针刺治疗五脏病变时，应根据四时季节的不同而选取俞穴。②以肝病为例，说明五脏病变在色、臭、味、声、液等方面的不同表现，亦与四时相应。

七十四难曰：经言春刺井，夏刺荥，季夏刺俞，秋刺经，冬刺合者，何谓也？

然，春刺井者，邪在肝；夏刺荥者，邪在心；季夏刺俞者，邪在脾；秋刺经者，邪在肺；冬刺合者，邪在肾。

其肝、心、肺、肾而系于春、夏、秋、冬者，何也？

然，五脏一病辄有五也[1]。假令肝病，色青者肝也，

[1] 五脏一病辄有五也 "五"指色、臭、味、声、液五者。当五脏有病时，五者可以出现不同的症状。参阅第三十四难。

臊臭者肝也，喜酸者肝也，喜呼者肝也，喜泣者肝也。其病众多，不可尽言也。四时有数，而并系于春、夏、秋、冬者也。针之要妙，在于秋毫[1]者也。

【语译】 七十四问：医经上说：春季刺井穴，夏季刺荥穴，季夏刺俞穴，秋季刺经穴，冬季刺合穴。怎样解释呢？

是，春季刺井穴，因为邪在肝；夏天刺荥穴，因为邪在心；季夏刺俞穴，因为邪在脾；秋季刺经穴，因为邪在肺；冬季刺合穴，因为邪在肾。

那么肝、心、肺、肾分别联系春、夏、秋、冬，为什么呢？

是，五脏中任何一脏有了病变，常有色、臭、味、声、液五方面相应的表现。假如肝有病变，可见面色青，有臊臭，喜食酸味、常呼叫、常流泪等，都是肝病的表现。人的疾病症状繁多，一时也说不完全。但一年四季有一定的规律。五脏、色、臭、声、味、液也都与春、夏、秋、冬季节相维系。针刺的奥妙，就在于能掌握这些细微的变化。

【按语】 本难与第七十难均论述四时不同的针刺原则。可相互补充参照。

七十五难

【提要】 根据五行生克的关系，举"东方实，西方虚"采用"泻南方，补北方"的方法为例，以说明五脏虚实的另一种补泻规律。

七十五难曰：经言东方实，西方虚，泻南方，补北方，何谓也？

---

[1] 秋毫 秋季鸟兽长出极为纤细的绒毛，称为"秋毫"。以此形容事物的精细难察。

然，金木水火土，当更相平。东方木也，西方金也。木欲实，金当平之；火欲实，水当平之；土欲实，木当平之；金欲实，火当平之；水欲实，土当平之。东方肝也，则知肝实；西方肺也，则知肺虚。泻南方火[1]，补北方水[2]。南方火，火者木之子也；北方水，水者木之母也，水胜火。子能令母实，母能令子虚，故泻火补水，欲令金不得平木也。经曰，不能治其虚，何问其余，此之谓也。

【语译】 七十五问：医经上说东方实，西方虚，泻南方，补北方，怎样解释呢？

是，金木水火土五行应当相互平衡。东方属木，西方属金。如果木将偏盛，应当由金来克制它使之平；火将偏盛，应当由水来克制它使之平；土将偏盛，应当由木来克制它使之平；金将偏盛，应当由火来克制它使之平；水将偏盛，应当由土来克制它使之平。东方是肝，东方实就知道是肝实；西方是肺，西方虚就知道是肺虚。采用泻南方火，补北方水。因为南方属火，火是木之子；北方属水，水是木之母，水能胜火。子能使母实，母能使子虚。所以泻火、补水，就不必要金来制木便能得其平。医经上说：如果不能掌握治虚的方法，又怎么谈得上其他的治法呢？说的就是这个道理。

【按语】 本难运用五行相生相克和“亢则害，承乃制”的规律，讨论五脏虚实病证的调治方法。它们的机理是“子能令母实，母能令子虚”。这是因为火为木之子，火盛则一方面不食母气而使木亦实，另一方面火盛则克金，使金虚不能制木而木实。这是火盛则令木实，所以说“子能令母实”。因此如果母实，只

---

[1] 泻南方火　即泻心经。

[2] 补北方水　即补肾经。

需泻其子，这就是“实则泻其子”。故东方木实，则泻其子南方火。水为木之母，水盛则克火，一则使火衰食母木之气而使木虚；一则火衰不能制金而金盛。又水为金之子，子能令母实，补水能令金实。金盛金实可以制木，亦使木虚。这是水盛能令木虚。所以说“母能令子虚”。因此，子实欲使其虚，只要补其母。这就是木实补水，即东方实，补北方水。

从以上所举肝木实、肺金虚，泻心火、补肾水的治法，说明对五脏虚实，不一定直接治其本脏，也可以通过其生克关系对其他脏器进行补泻以调治之，使复归于正常的相对的平衡。充分体现了中医的整体观点。

“不能治其虚，何问其余”一句，指出在泻火补水的治法中，尤其应当着重在补水一环，突出补虚的重要性，和补中有制的观点。这一观点值得重视。临床上肝实肺虚，木火刑金的病证不为少见，治法宜以滋补肾水为主，兼清心肝之火，有一定疗效，可见此理论是有实践基础的。

七十六难

【提要】 讨论“从卫取气，从荣置气”的针刺补泻方法和先补后泻的治疗原则。

七十六难曰：何谓补泻？当补之时，何所取气[1]？当泻之时，何所置气[2]？

然，当补之时，从卫[3]取气；当泻之时，从荣[4]置气。其阳气不足，阴气有余，当先补其阳，而后泻其阴。

[1] 取气 即补气。“取”，取得、接受。

[2] 置气 即泻气。“置”，弃置、泄散。

[3] 卫 荣 指针刺的深度，卫浅而荣深。

阴气不足，阳气有余，当先补其阴，而后泻其阳。荣卫通行，此其要也。

【语译】 七十六问：什么是补泻？当用补法的时候，从哪里取气？当用泻法的时候，从哪里泄气？

是，当用补法的时候，应从卫分取气，当用泻法的时候，应从荣分泄气，如果阳气不足，阴气有余，应当先补其阳气，后泻其阴气。如果阴气不足，阳气有余，应当先补其阴气，后泻其阳气。使荣卫之气能通利运行，这是补泻的重要原则。

【按语】 本难与七十难原文都是讨论针刺深浅的手法，可相互补充。滕万卿《难经古义》注云："所谓从卫取气者，浅留其针，得气因推下之，使其浮散之气，收入脉中，是补之也。从荣置气者，深而留之，得气因引持之，使脉中之气散置卫外，是泻之也。即与前篇所言春夏致一阴，秋冬致一阳，其事似同，然彼以四时阴阳升降之道言之，此乃以一经增减之法言之。"此说有一定见解，可参考。

七十七难

【提要】 本难以"上工治未病，中工治已病"强调预防疾病的重要性。并以肝病传脾为例，具体说明治未病的方法。

七十七难曰：经言上工治未病，中工治已病者，何谓也？

然，所谓治未病者，见肝之病，则知肝当传之与脾，故先实其脾气，无令得受肝之邪，故曰治未病焉。中工治已病者，见肝之病，不晓相传，但一心治肝，故曰治已病也。

【语译】 七十七问：医经上说：高明的医工能预防疾病于未发生之时，中等的医生治疗疾病于已发生之后。是什么意思呢？

是，所谓治未病，例如见到肝的病，就知道肝病会传给脾，于是先充实脾气，不让它受到肝邪的侵犯，这就称为治未病。中等的医工治已病。如见到肝的病，不懂得相互传变的规律，只是一心一意治肝病，所以说治已病。

【按语】 我国古代医籍中，具有丰富的预防医学思想，主要体现在两种情况：

1. 在疾病还没有发生之前，就设法预防其发生，或制止其发作。如《素问·四气调神大论》："圣人不治已病，治未病"。

2. 在疾病已经发生之后，防止其发展和传变。如《素问·八正神明论》："上工救其萌芽"，"下工救其已成，救其已败"。《素问·阴阳应象大论》："邪风之至疾如风雨，故善治者治皮毛，其次治肌肤，其次治筋脉，其次治六腑，其次治五脏，治五脏者，半死半生也"。指出在外感病初起的时候，就要及时治疗，防止其深入发展。

本难根据五行相克的理论，对五脏疾病的可能传变，进行预测，并设法制止其进一步发展。这种争取主动，积极预防的思想，对目前临床治疗，仍有重要的意义。

七十八难

【提要】 叙述针刺补泻的某些具体方法，包括左右手的配合操作，强调得气的重要性。

七十八难曰：针有补泻，何谓也？

然，补泻之法，非必呼吸出内针[1]也。知为针者，信其左[2]；不知为针者，信其右[2]。当刺之时，必先以左手厌[3]按所针荥俞之处[4]，弹而努之[5]，爪而下之[6]。其气之来，如动脉之状，顺针而刺之，得气，因推而内之，是谓补；动而伸之[7]，是谓泻。不得气，乃与男外女内[8]。不得气，是为十死不治也。

【语译】 七十八问：针刺有补法和泻法，是什么意思呢？

是，补泻的针法，并不是必须根据呼与吸而进针与出针。懂得针法的人，善于用他的左手；不懂得针法的人，只会使用他的右手。当进行针刺的时候，必须先用左手按压所要针刺的穴位，用手指弹击使之振动，再用左手指甲切按穴位，当经脉之气来到的时候，指下可感觉到好像动脉搏动的样子，就顺其势将针刺入，得气后，便将针推入深部，这样称为补法。将针体摇动而引针外出，便称为泻法。如果不得气，就用男子浅提，女子深插的手法。如果仍不得气，那就可能是难治的死证了。

【按语】 针刺要取得疗效，必须要得气，这是针刺治疗的

---

[1] 呼吸出内针　是一种补泻的针刺手法，亦称“呼吸补泻法”。即候病人呼气时进针，吸气时出针，为补法。吸气时进针，呼气时出针，为泻法。

[2] 信其左　信其右　“信”，依靠、使用。“左”“右”指医生的左右手。

[3] 厌（yā 压）　同压。

[4] 荥俞之处　此处泛指全身俞穴，并非专指荥穴与俞穴。

[5] 弹而努之　用手指在穴位上轻轻弹动，使局部气血流畅，令进针后容易得气。“努”有振动之意。

[6] 爪而下之　用医生左手拇指甲掐于所针穴位，使进针部位准确而固定。

[7] 动而伸之　进针后欲出针时，动摇或捻转针柄并徐徐引出针体，使针孔开放，令邪气外泄。“伸”即引出之意。

[8] 男外女内　男子刺入稍浅，女子刺入稍深。“外”“内”指进针的浅与深。滑寿注云：“若停针候气，久而不至，乃与男子则浅其针而候卫气之分，女子深其针而候之荣气之分。

一个重要原则。如《灵枢·九针十二原》云："刺之要，气至而有效"。得气的情况，常因人而异，有些人容易得气，有些人不易得气。如《灵枢·行针》："重阳之人，其神易动，其气易往也"。对一般人进行针刺时，为了促使其得气，《内经》提出了不少有效的办法。如《灵枢·终始》云："必一其神，令志在针，浅而留之，微而浮之，以移其神，气止乃休。男外女内，坚拒勿出，谨守勿内，是谓得气"。《素问·针解》亦云："必正其神者，欲瞻病人目，制其神，令气易行也"。都是强调控制和调动病人之神，使容易得气。本难提出左右手配合操作，使用按压、弹努、爪切、动伸等辅助手法，也是值得重视的。

七十九难

【提要】 本难讨论迎随补泻中，"虚则补其母，实则泻其子"的选穴方法，并举心病为例，加以说明。同时指出经气虚实及补泻手法中，医者指下的不同感觉。

七十九难曰：经言迎而夺之[1]，安得无虚？随而济之[2]，安得无实？虚之与实[3]，若得若失[4]；实之与虚[3]，若有若无[5]。何谓也？

然，迎而夺之者，泻其子也；随而济之者，补其母

---

[1] 夺之　用泻法夺其实，以使之"虚"。

[2] 济之　用补法济其虚，以使之"实"。

[3] 虚之与实　实之与虚　此两句意义完全相同。如此行文，是为了韵文的需要。古韵中"实"与"失"同在"质"韵，"虚"与"无"同在"鱼"韵，故此。

[4] 若得若失　有两种解释：①由虚变实为"若得"，由实变虚为"若失"。②针下感觉实、牢者为"若得"，濡虚者为"若失"。根据后文。当从第二说。

[5] 若有若无　"有"、"无"指针下的感觉，即下文"牢濡之意"。针下有紧牢充实的感觉是有气，为实。针下有空疏虚软的感觉是无气，为虚。"若有若无"与上文"若得若失"，意义相似。

也。假令心病，泻手心主俞[1]，是谓迎而夺之者也。补手心主井[2]，是谓随而济之者也。所谓实之与虚者，牢濡之意[3]也。气来实牢者为得，濡虚者为失，故曰若得若失也。

【语译】 七十九问：医经上说用迎而夺之的针法，怎么会不虚呢？用随而济之的针法，怎么会不实呢？所谓虚之与实，若得若失；实之与虚，若有若无，是什么意思呢？

是，迎而夺之，就是泻其子；随而济之，就是补其母。如以心病为例，泻手心主的俞穴，就是迎而夺之。补手心主的井穴，就是随而济之。所谓实与虚，是指针下感觉的牢实与濡软而言的。当经气来的时候，针下感到实而牢的称为得，针下感觉软而虚的称为失。所以说若得若失。

【按语】 本难举心病为例，实则泻子用俞穴，虚则补母用井穴，但为什么不取手少阴而取手心主呢？查《灵枢·邪客》云："心主之脉……内络于心脉……其余脉出入屈折，其行之徐疾，皆如手少阴心主之脉行也"。在病理方面，该文又云："手少阴之脉独无俞。诸邪之在于心者，皆在于心之包络，包络者，心主之脉也"。又本经二十五难云："一经者，手少阴与心主别脉也"。也指出了它们之间的密切关系。可见古代对心病多取心主经穴进行治疗。

八十难

【提要】 讨论针刺时必须候经气以掌握时机的问题。

---

[1] 俞　井、荥、俞、经、合中之俞穴，在五行属土，土为火之子。心属火，心病泻俞穴是泻其子。

[2] 井　井穴，在五行属木，木为火之母。心病补井穴是补其母。

[3] 牢濡之意　参阅119页注[4]、注[5]。

八十难曰：经言有见如入，有见如出[1]者，何谓也？

然，所谓有见如入者，谓左手见气来至乃内针。针入，见气尽乃出针。是谓有见如入，有见如出也。

【语译】 八十问：医经上说有见如入，有见如出，是什么意思呢？

是，所谓有见如入，是说左手指按在穴位上感觉到经气到来的时候便进针。进针以后，当感到针下的经气消失的时候便出针，这就是所谓有见如入，有见如出。

【按语】 一、关于左手见气来至的手法，可与七十八难相参阅。

二、七十一难云："刺阴者，先以左手摄按所针荥俞之处，气散乃内针。"与本难"左手见气来至乃内针"，均以左手按压，但两者的要求，正好相反。七十难是要求浅表的卫气散开，故按揉时应适当用力。本难之目的在于体味经气的来去，故指按只宜轻轻浮于皮表。同时两者在"气"的内容方面，亦不相同。

八十一难

【提要】 重申实证虚证误用补泻之戒，并举肝实肺虚，肺实肝虚为例作了说明。

八十一难曰：经言无实实虚虚，损不足而益有余，是寸口脉耶？将病自有虚实耶？其损益奈何？

然，是病，非谓寸口脉也，谓病自有虚实也。假令肝实而肺虚，肝者木也，肺者金也，金木当更相平，当知

[1] 有见如入，有见如出 "见"，指经气来去时针下的感觉。"如"同"而"。"入"即下文"内针"，即进针。"出"即下文"出针"。

金平木。假令肺实而肝虚微少气，用针不补其肝，而反重实其肺，故曰实实虚虚，损不足而益有余。此者，中工之所害也。

【语译】 八十一问：医经上说实实虚虚，损不足而益有余，是指寸口脉象呢？还是指疾病本身有虚实呢？该怎样补泻呢？

是，这是指疾病，不是指寸口脉。是说疾病本身有虚实。假如肝实而肺虚之病，肝属木，肺属金，金与木应当相互制约而得其平，即应知道肺金平肝木。如果是肺实而肝虚少气，医者施针时不补其肝，反而补其本来已实的肺，便是补其实，泻其虚，损其不足而益其有余。这是中等医生所造成的伤害。

【按语】 本难与十二难都讨论实实虚虚，损不足而益有余等误用针刺补泻的问题。但两者讨论的角度不同。十二难是讨论寸口脉，本难讨论五脏虚实之病。可以相互补充参照。

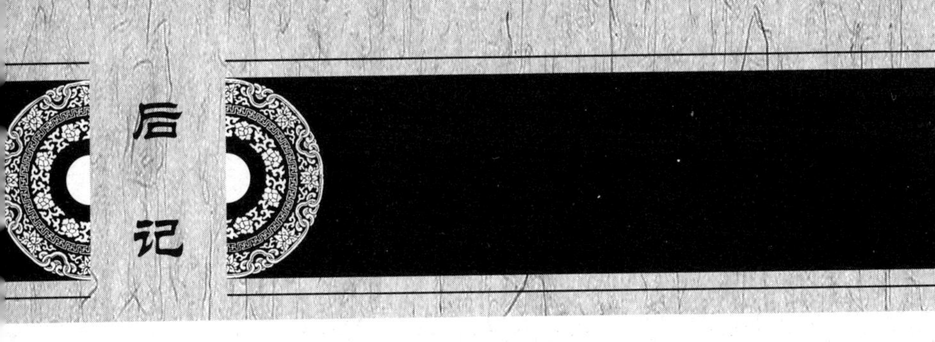

后记

本书在编写工作之初，曾在上海中医学院召开论证会，与会人员有张灿玾教授、郭霭春教授、沈炎南教授、马继兴研究员、余瀛鳌研究员、王自强教授、贾维诚副编审、裘沛然教授、张镜人主任医师、徐嵩年主任医师、殷品之教授、孙光荣副研究员，以及宋志恒、呼素华、张伯讷、赵伟康同志。另外，丁光迪教授、何爱华副教授寄来了书面论证材料。

本书全稿完成以后，国家中医药管理局委托人民卫生出版社白永波同志主持了审定会。本书的主审专家张灿玾教授、郑孝昌教授、何爱华副教授，特邀审定专家裘沛然教授、王自强教授，责任编辑呼素华同志以及主编单位代表严世芸同志参加了会议。

本书在即将出版之际，谨向以上诸位同道表示衷心的感谢。

28